こころの病に効く薬

脳と心をつなぐメカニズム入門

渡辺 雅幸

星 和 書 店

Seiwa Shoten Publishers

2-5 Kamitakaido 1-Chome
Suginamiku Tokyo 168-0074, Japan

Drugs for the Mind;

The Biological Basis of Mind and Mental Disorders

by

Masayuki Watanabe, M.D.,Ph.D.

To my teacher, Professor Phil Seeman

わが師、フィル・シーマン教授に捧げる

推薦のことば

精神医学や精神医療が向精神薬の登場により飛躍的進歩を遂げたことは、万人の認めるところとなっている。臨床精神薬理学は動物実験や臨床経験で得られた知見を統合し発展してきている。それらの影響を多大に受け、現代の精神医学は生物学的な色彩をますます濃くしている。しかしながら、動物実験の結果得られた薬理学的所見を人間を対象とする治療学に外挿することは容易なことではないし、慎重に考えるべき問題といえる。

一方、日々患者の対応に追われ多忙な時間を過ごしている臨床医は、適切な薬物の使用により短時間で精神症状が消退するが、その半面望ましくない副作用が出現することもあり、その薬物の有用性について考慮すべき事態にしばしば遭遇する。その際には臨床医の常として、その薬物の作用機序に関心が向くのは当然であろう。このような要望に応えられるのは、精神薬理学の理論背景を十分に理解し、かつ臨床精神医学での診断や治療に通暁した医学者による解説であろう。

本書は慶応義塾大学精神神経科、井之頭病院、昭和大学附属烏山病院等で臨床精神医学を研鑽される一方で、それと前後して東京都精神医学総合研究所精神薬理研究部門の室長として、また抗精神病薬の基礎的研究では世界的に名高い、カナダ・トロント大学のシーマン教授のもとで基礎的薬理学研究をされた渡辺雅幸教授による書き下ろしである。

その内容は向精神薬の発見に始まり、精神疾患の概要、神経の働きが解りやすく解説されている。そして各疾患の臨床症状の説明の後に、それらの疾患の生理生化学要因について最新の知見が明らかにされ、それらを踏まえて向精神薬の作用メカニズムが述べられている。さらに症例の呈示が読者の理解を助ける。随所に挿入されたさまざまなエピソードには渡辺教授の該博な教養が滲み出ている。臨床精神薬理学は、わが国では二十一世紀の幕開けと同時に、非定型抗精神病薬やＳＳＲＩ、ＳＮＲＩが臨床現場に続々と登場し、新たな発展をみせ、精神医療の一段の進歩向上がみられているが、本書は、これらの新しい薬剤についても十分な解説がなされており、各疾患の病態生理も垣間みられる。

向精神薬の奏効機序を十分理解し、それらを臨床で応用したいと願う精神科研修医から臨床経験を積んだベテラン医まで総ての精神科医の期待や疑問に十分対応している高度の内容を持つ良書として、本書を推薦したい。

昭和大学医学部精神医学教室教授
上島　国利

◆まえがき

私は三十年以上前に医学部を卒業して精神科医になりました。精神科医になった動機はいろいろあったのですが、学生実習のときに精神病院で統合失調症の患者さんたちと話をする機会を得たことがきっかけの一つであったと思います。その折に幻覚や妄想を患者さんから直接に聞くことができ、それ以来、患者さんたちはなぜそのような不思議な症状を有しているのか、精神病の原因は何であるのかという思いにとらわれ続けてきました。卒業後に病院で自分が主治医として患者さんたちを受け持つようになってからは、薬物に特に興味をひかれるようになりました。当時すでに統合失調症への抗精神病薬やうつ病への抗うつ薬が使用されていました。実は私は当初、精神療法に関心があったのですが、精神病院や市中病院では入院、外来を問わず数多くの患者さんを受け持たなければならず、それぞれの患者さんにゆっくりと精神療法を行っている余裕がない状況でした。やむをえず多くの患者さんには主に薬物療法のみを行い、精神療法的アプローチは最少にとどめざるをえなかったのです。そのような状況のもとで改善のみられない方々がおられる一方で、意外に数多くの患者さんが薬物によって回復していくことを体験し、そのことがとても印象的でした。

やがて私は、精神障害の原因を自然科学的手段によって探る研究を行うようになり、つい最近まで診療と研究の二足のワラジをはいてきました。研究の手技としては精神障害治療薬（向精神薬）の作用を探る生化学的薬理学をメインに行ってきました。

しかし年齢的なこともあり、最近は実際的な研究からは離れており、今はもっぱら教育に携わるようになっています。そこでこれまで薬物の研究と臨床の両面に携わってきた私の体験をもとに、精神障害と薬物との関係をわかりやすく本にまとめてみたいと思うようになりました。対象となる読者は精神医療に関心のある方全てを考えており、さらに患者さん自身や御家族の方にも読んでいただきたいと思っています。精神障害についての解説、薬物療法の実際、そして薬物がどのようにして精神障害への治療効果を発揮しているのかといった事柄について述べてあります。理解を得やすいように、これまでの私の臨床経験に基づいた具体的な症例も呈示してみました。また薬物が作用するメカニズムを理解するためには脳や神経細胞の働きを知っておく必要がありますので、そのことについても詳しく記しました。

しかし薬物の基礎的な作用について、その方面の知識の全くない方に説明することはかなりむずかしいことでした。できる限りわかりやすく書いたつもりですので、じっくりと読んでいただければ理解していただけるのではないかと思っております。

この本は精神科の薬についての解説書ですので、薬物と並んで精神科の治療に大きな役割を担っている心理社会的療法については述べていません。その方面のことについては別の本や文献を参照していただきたいと思います。

この本が精神医療に関係する全ての方々に役立つことを祈っています。また読者の方々の中から精神科の薬物に興味をもってくださる方が多く出現し、そのことによって精神障害の薬物療法がさらに発展し、結果として多くの精神障害の患者さんたちが救われることを望んでいます。

最後に本書の刊行にお世話をいただいた星和書店の石澤雄司氏、近藤達哉氏、オッズオンの曽根裕子氏に御礼を申し上げます。

二〇〇四年十月

渡辺　雅幸

◆目　次

4章 統合失調症の治療薬について……51

1章

こころの病に効く薬の発見

1 はじめに

皆さんが病気になって、病院を受診したとしましょう。病院には内科、外科、産婦人科などがありますが、これらの身体の病気を診療してくれる部門については、皆さんもある程度、どのような科であるか想像がつくものと思われます。しかし、精神科ないし、精神神経科という科については、自分には馴染みがないものと考え、またどのような診療行為が行われているのかよくわからない方も多いのではないでしょうか。

しかし、ストレス社会といわれる今日、潜在的に精神科受診が必要な方は予想以上に多いのが現実です。また精神科で行われている治療には精神療法などの精神科独特の治療法もありますが、その反面、現在では薬物を多く使用し、そういった面では身体の病気を診る診療科とあまり変わるところはありません。今日では薬物療法なしでの精神科診療は成り立ちえないといっても過言ではないほどに薬物が盛んに使われています。

この本では、精神科で診療を行う精神障害といわれる病気について解説を加えつつ、そのような病気を薬物でどのように治療しているのか、また、そのような薬物が脳の中でどのように作用することが治療効果と結びついているのかを述べていきたいと思います。

2 向精神薬発見の歴史

(1) 向精神薬とは何か

人間の精神活動に影響して精神障害の治療に使われる薬を、まとめて「向精神薬」と呼んでいます。はじめに向精神薬発見の歴史について簡単にふれておきましょう（**表1-1**）。

第二次世界大戦前には、向精神薬と呼ばれるものはなく、バルビツール酸系睡眠薬などが興奮患者の鎮静に使用されていましたが、これらは患者に眠気、すなわち意識状態の変化を起こさせて鎮静させるものでした。これに対し、向精神薬は、常用量では意識状態の変化を起こすことなく、感情、思考、意欲など人間のこころの働きに作用するという特徴をもっています。

(2) 抗躁薬、抗精神病薬の発見

精神病の治療薬の発見は、一九四九年にオーストラリアのケ

■表1-1　向精神薬の歴史

発見年	薬剤	作用
1949年	リチウム	抗躁作用
1952年	クロールプロマジン	抗精神病作用
1952年	レセルピン	抗精神病作用
1955年	メプロバメート	抗不安作用
1957年	モノアミン酸化酵素阻害薬	抗うつ作用
1958年	イミプラミン（三環系抗うつ薬）	抗うつ作用
1960年	ベンゾジアゼピン	抗不安作用
1988年	クロザピン	非定型抗精神病薬としての再評価

イドという精神科医がリチウムという物質が躁病という精神病に有効であることを発見したことが始まりでした。しかし、このケイドの発見はオーストラリアという当時の医学の中心であったヨーロッパやアメリカから遠いところでなされたために、長いこと注目されず、ようやく一九七〇年頃から躁病の有効な治療法として認められるようになったのです。

次いで、一九五二年という年が精神障害の薬物療法にとって画期的な年になりました。この年に統合失調症（二〇〇二年に「精神分裂病」という病名から、この名前に変更されました）という、きわめて重大な精神障害の治療薬がはじめて発見されたからです。フランスでドゥレイとドゥニケルという二人の精神科医によりクロールプロマジンという薬の有効性が報告され、アメリカではレセルピンの統合失調症への有効性が認められました。

この二つの薬剤の発見には、それぞれエピソードがあります。クロールプロマジンは実はラボリーという外科医が発見の糸口を作りました。彼は外科医ですから、外科手術の前に患者を落ち着かせるための薬物を探していました。いろいろな抗ヒスタミン剤系の薬剤（ヒスタミンという体内物質の働きを抑える効き目があり、抗アレルギー作用とともに眠気・鎮静作用もあります）を試している過程において、クロールプロマジンの鎮静効果が特にすぐれていることに気づき、精神科医にこの薬の精神病への使用を勧めてみたのです。その勧めに従ったことが、ドゥレイらが統合失調症に対するクロールプロマジンの有効性を発見することにつながりました。一方、インドでは古来から、民間療法としてインド蛇木という植物を煎じて飲むと精神病に有効であるとの治療法があり、インド蛇木から抽出された有効成分がレセルピンだったのです。

クロールプロマジンやレセルピンのような統合失調症に有効な薬剤を、「抗精神病薬」と呼びます。これらの発見に勇気づけられて、製薬企業は精神障害に対する薬剤の開発に力を入れるようになりました。

(3) 抗うつ薬、抗不安薬の発見

クロールプロマジンはフェノチアジン系という種類の薬ですが、これと類似の構造を有しているイミプラミンという薬剤が開発されました。これは当初、統合失調症の薬として期待されたのですが、この病気には全く有効性がありませんでした。ところが、うつ病という統合失調症とは別の精神障害に使用したところ、はっきりとした有効性が認められたのです。これが一九五八年のことです。

イミプラミンのようにフェノチアジン類似の構造を有している抗うつ薬を「三環系抗うつ薬」と呼んでいます。これは、この系統の薬の化学構造が三つの炭素環がつながった形をもっていることに由来しています。

また、それより少し前の時点で、抗うつ薬としては、イプロニアジドという三環系抗うつ薬とは異なった系統の薬剤も発見されました。これは現在の分類では「モノアミン酸化酵素阻害薬」の系統に分類されます。実はイプロニアジドはもともと「抗結核薬」であり、結核の患者に使用されていました。ところが、この薬を服用している結核患者の気分が高揚してくることが気づかれ、抗うつ薬としての発見につながったのです。

抗不安作用をもった薬剤としては、メプロバメートという薬が開発されました。しかし、この薬を常用していると途中で服用をやめられなくなり、やめると離脱症状（禁断症状）が出てしまうことがわかり、すぐに製造中止となりました。このように、ある薬の服用をやめられなくなってしまう現象を「薬物依存症」といいます。しかし、一九六〇年には、抗不安薬として、メプロバメートよりも安全なベンゾジアゼピン系薬剤が開発されてきました。こうして、精神科で行う薬物療法に使用されるさまざまな薬物が出揃うことになりました。

(4) 抗精神病薬の発展

抗精神病薬については、一九五九年にベルギーのヤンセンという製薬会社がハロペリドールという強力な抗精神病薬を開発し、比較的最近までこの薬剤が統合失調症に最も多く処方される薬でした。ハロペリドールはクロールプロマジンのようなフェノチアジン系の薬剤とは化学構造が異なり、ブチロフェノン系の抗精神病薬と呼ばれます。

さらに一九八八年に至って、すでにかなり以前に開発されていたクロザピンという抗精神病薬が従来の抗精神病薬（クロールプロマジンやハロペリドールなど）よりも優れた効果を有していると報告され、以後、クロザピンに代表される「非定型抗精神病薬」と呼ばれる系統の薬剤が注目されてきています。

このように、脳に作用してさまざまな精神障害に使用される薬物を総称して向精神薬と呼んでいます。現在使われている向精神薬のまとめの表を示しておきます（**表1-2**）。これは大きな分類であり、この中にさらに細かい分類が含まれることになります。

3 向精神薬の精神医学に与えた影響

ところで、このようにいろいろな精神障害に有効な薬剤が発見されたことは、精神医学、精神科診療にとって、革命的といってもよいほどのことでした。それは二つの方面で画期的であったといえます（**表1-3**）。

■表1-2　向精神薬の分類

Ⅰ	抗精神病薬（強力精神安定剤ともいう、クロールプロマジン、ハロペリドール、非定型抗精神病薬など）
Ⅱ	抗うつ薬（三環系抗うつ薬、SSRI、SNRI）
Ⅲ	抗躁薬（気分安定薬ともいう）
Ⅳ	抗不安薬（穏和精神安定剤ともいう、ベンゾジアゼピン系薬剤など）
Ⅴ	精神刺激薬（覚せい剤）

(1) 精神医療の変革への寄与

一つは、薬剤の出現が精神科診療の仕組みを大きく変えたことがあげられます。薬物が導入される以前の精神科診療においては、統合失調症や躁うつ病などの重大な精神障害に対してはほとんど有効な治療手段がなく、わずかに電気けいれん療法（電気ショック療法）などの身体的治療法しかありませんでした。電気けいれん療法とは頭部に数秒間電流を通電して人為的にてんかんのけいれん発作を起こさせる治療法で、確かに一時的にはよい治療効果が得られる場合もあるのですが、何回も行うと物忘れを起こしたり、けいれんが自然に起こるようになってしまうなど、欠点も多い治療法でした。なお電気けいれん療法がなぜ精神障害に有効なのか、今でも理屈はよくわかっていません。

■表1-3　向精神薬の出現が精神医学に与えた影響

A）精神科診療体制の変化を促した。

脱精神病院化の試みが一般化。
精神障害の外来診療、地域精神保健サービスが盛んになってきた。

B）精神障害の生物学的原因を探る研究を促した。

向精神薬の臨床効果の発見
⬇
薬剤の生化学的作用機序の解明
⬇
各種精神障害（特に内因性精神障害）の生化学的病態の推測

ともかくも昔は治療法が限られていたために、多くの統合失調症の患者はなすすべもなく、精神病院に監禁されて一生を病院で終える人も少なくなかったのです。しかし、統合失調症の治療薬が開発された結果、現在は多くの患者が外来に通院しながら、普通に仕事を続けていけるようになりました。これを「脱精神病院化」と呼んでいます。このことは精神障害をもった患者さんたちの生活の質（QOL; quality of life）を高めるのに大いに役立ちました。

(2) 神経科学の発展への寄与

精神医学に大きな影響を与えたもう一つの面は、精神障害の自然科学的な研究を促したことです。精神障害の原因は今でもよくわかっていないものが多く、その原因を探る研究は困難をきわめています。その理由としてはやはり、人間の精神活動や脳という複雑きわまりない現象を研究しなければならないことにあります。しかし、薬物のような化学物質が精神障害に有効なことから、そのような薬が脳内でどのように作用しているのか詳しいことが明らかになれば、精神障害の起こる仕組みがわかるのではないかとの期待を生じさせることになりました。

精神障害の治療薬は前述のように臨床家が偶然にその治療効果を発見したものが多く、はじめはそれらの薬剤が脳内でどのように作用しているのか、よくわからなかったのです。しかし、その後、これらの薬剤の脳の中で作用する仕組みを探る研究がさかんに行われるようになり、現在ではかなりのことが明らかになりつつあります。そして、そこから逆に、精神障害の生物学的な発症原因を推測するようになっています。

このようにして、精神障害の治療薬の生化学的作用機序（薬はどのようにして効くのかというメカニズム）を探る研究が、精神医学の枠を超えて現在の神経科学全体の隆盛をもたらしたという面もあるのです。

このような研究を推進していけば、精神障害やさらには正常心理も、究極的には脳の働きから自然科学的に説明することが可能となるであろうとの発想があるのです。

2章

こころの病とは何か

学問的には、こころの病を「精神障害」と呼んでいます。

ここでは、精神障害の治療薬の話の前に、簡単に精神障害の分類についてふれておきましょう。

精神科で診療を行う病気には、実に幅広いものが含まれています。

そこで、昔から精神障害をその原因に従って、

① 心因性精神障害
② 内因性精神障害
③ 器質性精神障害

の三種類に大別する考え方があります（**表2-1**）。この分け方には昔も今も批判はあるのですが、精神障害の成り立ちを理解していく上で、優れた面があります。

■表2-1　精神障害の分類

A．機能性精神障害──痴呆を起こさない。
　（1）心因性精神障害
　　神経症（ノイローゼ）、摂食障害など
　（2）内因性精神障害
　　統合失調症、躁うつ病
B．器質性精神障害──痴呆を起こす。
　アルツハイマー型痴呆、脳血管性痴呆など

1 心因性精神障害

（1）心因性精神障害とは何か

まず心因性精神障害について述べましょう。これには、昔から神経症（「ノイローゼ」というド

イツ語でも知られています）と呼ばれている病気が含まれます。

人間は顔形がそれぞれ異なっているように、性格も実に多彩で、それぞれ異なっています。このような個人の性格はおそらく、両親から伝えられたある程度の素質的なものに、生まれてからの生育環境が影響して、長い間かけて形成されてくるのでしょう。

そのような中には、他の人たちに比べて、とても小心であったり、心配性であったり、神経質であったりする人たちがいます。そのような人たちは、長い人生の荒波をわたっていく上で、普通の人なら悩まないようなことを思い悩み、自分も苦しいし、周囲の人を心配させるような状態になることがあります。そのような状態がある場合、「神経症」と呼んできました。

具体的な例をあげますと、例えば、思春期や青年期に多い神経症に、対人恐怖（今では「社会恐怖」ないし「社会不安障害」といわれています）と呼ばれるタイプがあります。これは、人前に出ると緊張してあがってしまい、不安が強くなって上手に話せないとか、顔が赤くなるので恥ずかしいと言って悩む状態です。自意識の高まる思春期特有のこころの動きによるものですが、軽度の症状であれば、皆さんの中にもこのようなことを悩んだ方は結構いらっしゃるのではないでしょうか。つまり、このような傾向は誰でも多かれ少なかれもっているものであり、神経症の患者の症状は正常心理の延長線上にあるものといえます。つまり、神経症の患者の示す症状は、不安感を中心とした、人間なら誰でも体験しうるようなもので、非現実的なものではありません。

また心因性の疾患の中には、最近増加してきた、若い女性に多い「摂食障害」と呼ばれる病気があります。これは拒食症といって食事をとらずにやせてしまったり、反対に過食症といってむちゃ食いをして太ったりすることを繰り返すものですが、このような患者さんの生活史をよく聞いてみますと、例えば小さい頃からの親子関係がうまくいかず、それがこころの傷となっていることが原因と考えられる場合が多いのです。このように心因性の病気の成り立ちは、ある程度、心理的に了解することが可能です。

(2)　心因性精神障害の治療

このような心因性精神障害の治療には当然、心理的な働きかけで治療をしていく精神療法が主になるべきです。しかし、実は心因性精神障害にも不安、緊張を改善する作用をもった抗不安薬という薬剤を投与することが多く行われています。最近はさらに、ある種の抗うつ薬が有効であるとの意見も強まっています。つまり心因性精神障害といわれる病気にも、精神療法と薬物療法を併用して治療していくのが一般的です。

2 器質性精神障害

(1) 器質性精神障害とは何か

器質性精神障害は、1で述べた心因性精神障害とは、ちょうど対極にあるものです。まず、器質性精神障害という言葉の意味ですが、これは精神活動の基盤である脳と、脳を構成している神経細胞にはっきりとした形態学的な変化を生じるような病気を総称しています。

非常に簡単な言い方をしますと、脳や神経細胞が目に見えて明らかに崩壊してくるような病気といっていいでしょう。このような器質性精神障害には実に数多くの原因がありますが、症状としては、原因にかかわらず共通したものが起こってきます。

最もわかりやすい例で、交通事故で頭を強く打撲した場合を考えてみましょう。頭を強く打撲すれば脳の一時的な機能障害を起こし、意識障害の状態になることがあります。つまり本人は周囲の状況を把握できなくなり、また周囲の人が外から呼びかけても反応がない状態です。このような急性期の意識障害は運がよければ回復可能であり、しばらくすると意識がもどり、後遺症を残さず回復することもあります。ところが脳に器質的な損傷（はっきりとしたキズ）が生じたときには、意識障害から回復したあとで、脳の損傷の場所と程度によっては、知的能力の障害、つまり痴呆（ぼけ）を起こしたり、人柄が変わってしまうようなこと（人格の変化）があります。

このような後遺症は、回復が困難で持続してしまうことが多いのです。なぜなら脳を形作っている神経細胞はいったん成熟すると、細胞分裂能力を失い、損傷されると再生してこないという性質があるので、いったん発症した痴呆を回復させるのは大変むずかしいと思われるからです。

これに対し、脳以外の臓器、例えば肝臓では、たとえ外科手術により大きく切除されたあとであっても、肝細胞が細胞分裂して増殖し、肝臓のもとの大きさと機能を回復させることができます。

ともかくも頭部外傷以外の器質性精神障害でも、原則として急性期には意識障害を起こし、慢性期には回復困難な痴呆や人格変化を生じることが多いのです。

(2) 脳機能回復の可能性

しかし、最近では、頭を打撲したあとの後遺症を「高次脳機能障害」と呼び、早くからリハビリを行うとかなり回復することがあるとも指摘されています。神経細胞本体は傷つけられずに残っており、神経細胞の軸索という部分が切断されて後遺症を残すことがある場合には、リハビリを行うことによって、軸索が伸長して再び神経細胞同士の接続を回復させるからであると考えられています。なお神経細胞や軸索という用語については、第3章で説明します。

さらに最近の研究では、成人の脳であっても海馬《かいば》（タツノオトシゴに形が似ているのでこのように呼ばれます）などでは、神経細胞が再生する可能性が指摘されるようになっています。

（3）器質性精神障害の代表としての老年期痴呆

器質性精神障害には頭部外傷のほかにも数多くの種類がありますが、代表的な病気に、高齢者になるほど発病が多くなるアルツハイマー型痴呆と脳血管性痴呆という二つの病気があります。

アルツハイマー型痴呆の原因については現在多くの研究が行われており、根本的な原因はまだよくわかってはいませんが、脳の中にベータアミロイドという異常な蛋白質が蓄積してきて、神経細胞を破壊していくと考えられています。

一方、脳血管性痴呆は、若い頃から高血圧症や高脂血症がありますと脳に行く動脈に動脈硬化を生じ、その結果、血のかたまりができて動脈をふさいでしまい（血栓といいます）、梗塞（血液が行き届かなくなる結果、組織が死んでしまう状態）が多く生じるために痴呆になるものです。

高齢化社会を迎えて痴呆老人の増加が社会問題となっており、老年期の痴呆を改善するための脳機能改善薬と呼ばれる薬が特に日本で多く開発されてきました。このような薬剤はしかし、最近の薬効の見直しによって、あまり臨床効果が期待できないとされ、市場から消えつつあるのが現状です。

本当に痴呆を改善する効果をもった薬の開発はきわめて困難ではないかと思われます。その理由としては、前述したように神経細胞は一度消失すると再生してこないという性質があるので、いったん発症した痴呆を回復させるのは大変むずかしいと思われるからです。

脳血管性痴呆には、動脈硬化を生じないような予防、すなわち生活習慣病の予防が若いときから重要であろうと思われます。アルツハイマー病については、今後は例えばベータアミロイドの沈着を防いで、痴呆の発症を予防するような治療薬の開発が大切ではないかと思われます。

なお、今でこそ老年期痴呆は医学的にも社会的にも大きな問題になっていますが、これは平均寿命が延び、人口の高齢化が進んできたことが背景にあります。昔は痴呆を発症する年齢まで長生きをする人が少なかったので、現在ほど老年期痴呆は目立たなかったということができます。

第二次世界大戦前の器質性精神障害の代表は、進行麻痺という梅毒（性感染症の一種）が原因の病気でした。梅毒に長期感染後、その病原体のスピロヘータが脳内に侵入し、脳に慢性の炎症を起こすことにより発症するものです。当時、進行麻痺は数が多く、またいったん発症すれば急激に高度の痴呆となり必ず死亡する、きわめて恐ろしい病気でした。哲学者ニーチェや作曲家シューマンが進行麻痺によって死亡したことが知られています。

進行麻痺の原因が梅毒であることを発見したのは日本人研究者の野口英世であり、これは野口の最も輝かしい業績といわれています。この野口の発見に基づき、オーストリアのワグナー・ヤウレッグは進行麻痺の発熱療法を開発しました。これは梅毒の病原体は熱に弱いという性質があるので、進行麻痺の患者に高熱を出すマラリアを人為的に感染させて発熱させることによって進行麻痺の治療を行うものであり、発熱療法後、マラリアにはマラリア治療薬を投与して治療を終了します。ワグナー・ヤウレッグはその功績により、一九二七年のノーベル医学賞を受賞しています。

その後、梅毒はペニシリンという抗生物質によって容易に治療できるようになり、その結果、今では進行麻痺は激減しています。野口英世の最大の業績は、このように精神医学に関係したものだったのです。

③ 内因性精神障害

さて、心因性精神障害と器質性精神障害のちょうど中間に、内因性精神障害と分類される病気があります。内因性精神障害の中に、精神科で診療を行う病気の中で最も重要な病気であると言っても過言でない、統合失調症と躁うつ病という二つの精神障害が含まれています。

統合失調症と躁うつ病の原因を探るための研究は数多く行われていますが、これまでの研究では、誰もが同意できるほどにはっきりとした、脳や神経細胞の形態学的変化はまだ見つかってはいません。したがって、統合失調症と躁うつ病では原則として意識障害や痴呆という症状は生じないのです。その意味では、内因性精神障害は器質性精神障害とは区別されて心因性精神障害のほうに近いのです。そのため、心因性精神障害と内因性精神障害とを一緒にして「機能性精神障害」と呼び、脳の形態学的変化を生じ、痴呆という症状の目立つ器質性精神障害と二大別するという分類の仕方もあります。**表2-1**を参考にしてください。

しかし、一般的に内因性精神障害と心因性精神障害とを分ける理由としては、心因性精神障害では前に述べたように、その症状や発症が正常心理から了解できるのに対して、内因性精神障害という言葉には統合失調症にしろ、躁うつ病にしろ、正常心理からは理解できないような症状が内部からひとりでに起こってくるという意味が含まれています。また内因という言葉には、このような病気を発症しやすい素質的なものが遺伝するのではないかとの考えも含まれています。

そして、実は統合失調症ならびに躁うつ病のような内因性精神障害こそ、向精神薬による治療が盛んに行われている病気であり、薬剤によってかなりの症状をコントロールすることができるのです。そして薬剤のような化学物質が症状を改善しうることから、統合失調症や躁うつ病のような内因性精神障害の原因には、脳の中に生化学的変調があるのではないかとの仮説を生んでいるのです。

さらに最近では、統合失調症や躁うつ病にも、健常者に比べると、脳の微細な形態学的変化が多くみられるとの報告が増えています。

4 精神障害の分類についての最近の考え

ところで、このように精神障害を病因（病気の原因）別に三種類に分類する仕方は十分に妥当性があり、わかりやすく、かつ実際の診療にも役立つものです。しかし、精神障害の原因については精神医学者の間でもさまざまな議論があり、立場によって大きく異なっています。

例えば大きな器質的所見が見つからないところから、内因性精神障害までも心因的に解釈しようとする立場の学者もいます。他方では、従来は神経症、すなわち心因性精神障害の中に含まれてきたパニック障害や強迫性障害に対してある特別な薬物が効くことから、このような障害の生物学的な原因を想定する研究者もいます。

そこで、世界的に多くの精神科医によって使われている、アメリカ精神医学会が出している『精神疾患の分類と診断の手引き』では、このような病気の原因についての議論はあまり触れず、精神障害をなるべく客観的な症状だけで分類しています。

しかし、もちろん原因を探る努力を軽視してよいものではありません。このような誰でもが受け入れられる客観的な分類に基づいて、それぞれの立場から病気の原因を探り、そしてよりよい治療法を目指す努力をすべきであるということなのです。

3章

神経の働きについての基礎知識

ここで向精神薬が作用する部位である脳および神経細胞に関する基礎的なことがらについて触れておきたいと思います。そのことがわかっていないと、向精神薬がどうして効くのかというメカニズムがよくわからないからです。

1 脳の構造

(1) 脳とこころの働き

脳は重要な臓器なので、硬い頭蓋骨の中に入って守られています。今では脳こそがさまざまな精神現象を営む重要な臓器であることは誰でもが知っています。しかし、昔はそのこともわかっておらず、例えば心臓が心理活動を営むと考えていた時代もあったようです。心理的に緊張したり興奮したりすると心臓の拍動が増えるといったことから、そのように想像されていたのでしょう。

現在では、心臓は体内に血液を送りだすポンプの役割を担っており、緊張という心理を感じるのは脳であって、その脳から交感神経という自律神経の指令を受けて心拍が増えることがわかっています。

自律神経は人間の内臓を自分の意思とは関係なく支配しており、交感神経と副交感神経からなっています。交感神経は緊張したり身体が活発に活動しているときによく働き、副交感神経はリラックスしたり身体が休息しているときに働きます。この自律神経の中枢（司令塔）は脳内の視床《ししょう》下部《かぶ》という部分にあります。

なお先ほど出てきた海馬にせよ視床下部にせよ、脳のいろいろな部位を指す言葉は、皆さんには奇妙で馴染みがなく覚えにくい上、数多くあるため厄介です。これはかつて西洋の言葉を翻訳したものが大部分を占めているためです。

(2) 脳の各部位の働き

図3-1に脳の各部位の名前を示します。

脳のことを中枢神経系ともいいます。脳は成人で一、四〇〇グラムの重さがあり、左右の大脳半球と小脳、脳幹からなっています。大脳表面を大脳皮質といい、これはさらに前頭葉、頭頂葉、側頭葉、後頭葉の大きく四部位に分けることができます。後頭葉は視覚に、側頭葉は聴覚や記憶に、頭頂葉は感覚反応に、そして前頭葉は運動機能や実行機能（目的をもった一連の活動を有効に行うのに必要な機能であり、人間に特有な物事を予測し計画していく能力）に関係しています。大脳皮質の内側には辺縁系と呼ばれる部位があり、これには扁桃核《へんとうかく》、海馬などがあり、ここは情動や記憶と関連しています。また大脳半球のさらに深部には大脳基底核《だいのうきていかく》があり、ここは運動機能を自分の意思とは関係なく調節している部位です。この部分を錐体外路系《すいたいがいろけい》ともいいます。

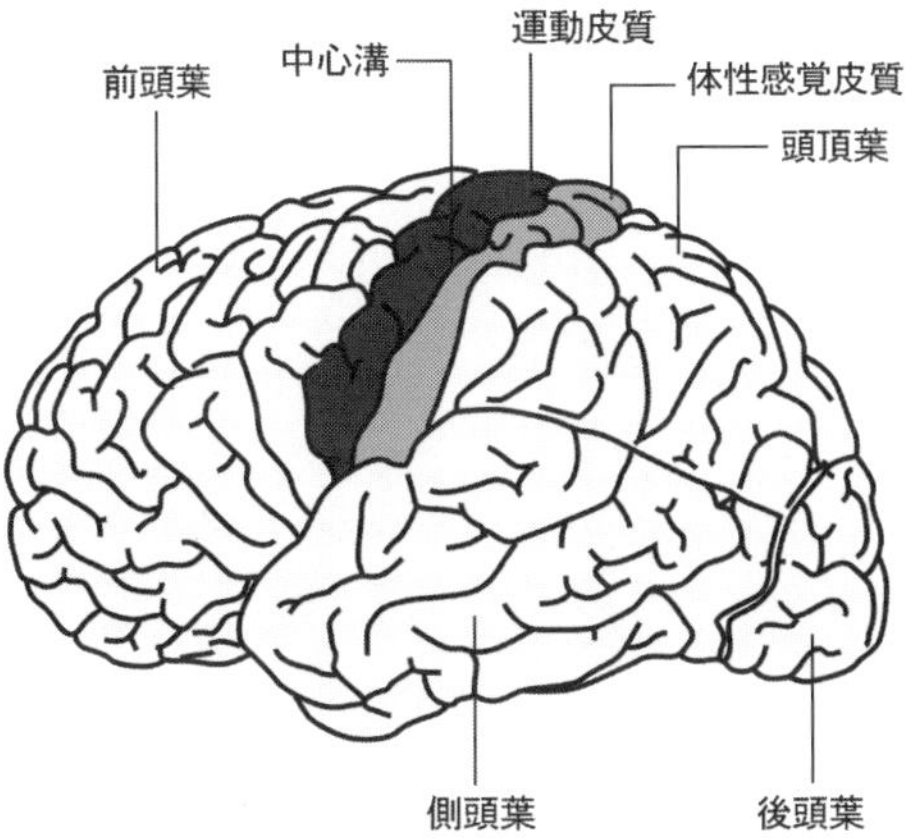

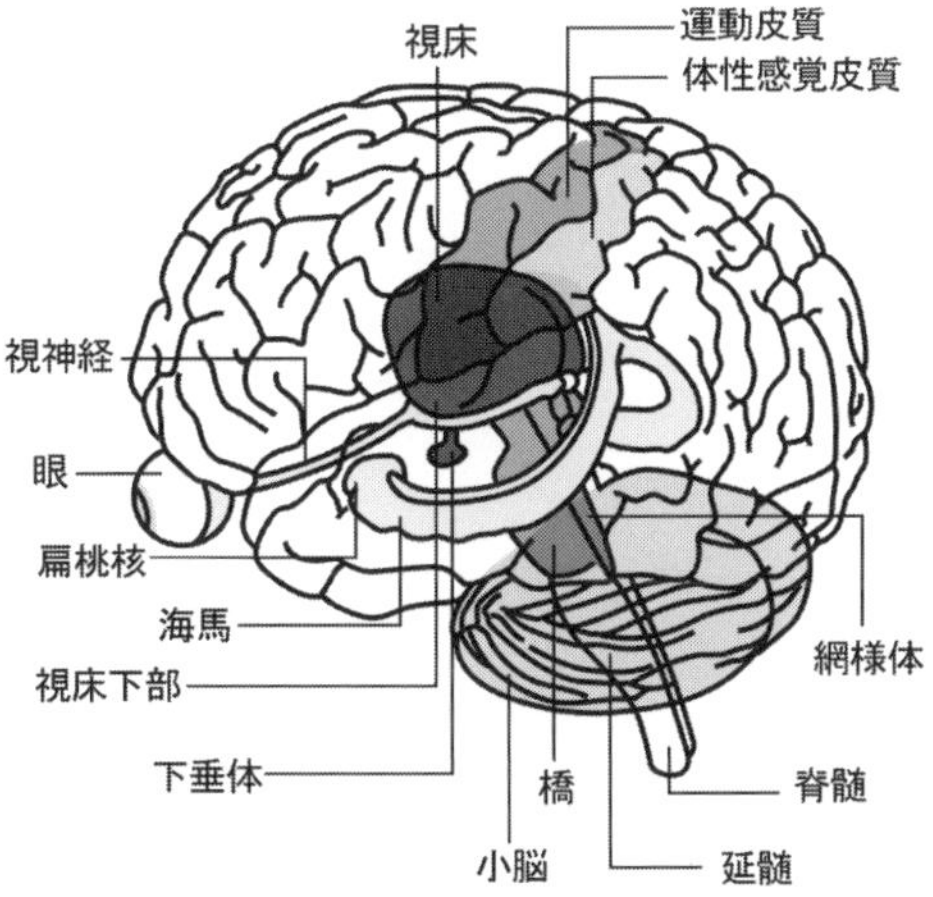

脳を左側から見た図。大脳は前頭葉、側頭葉、頭頂葉、後頭葉の4部分に分かれ、それぞれ高等な精神機能を分担して営む。運動皮質から錐体路が発して反対側の随意的運動機能（自分の意思で身体を動かす）を支配している。体性感覚皮質は身体の反対側の触覚を認知する。脳幹には呼吸、循環などの生命維持に重要な中枢がある。網様体は人間の意識を覚醒させる方向に作用する。

■図3-1　脳の構造(1)

小脳《しょうのう》は運動機能の調節を行っています。

辺縁系に囲まれ、大脳の下、脊髄の上にある部位が脳幹です。脳幹は生命維持に重要な役割を担っており、上から視床《ししょう》、視床下部、中脳《ちゅうのう》、橋《きょう》、延髄《えんずい》から成り立っています。視床下部は全身のホルモンや自律神経の働きの司令塔の役割を果たしており、体内を一定の環境に保つ働きをしています。例えば体温を三七度に保つ、あるいは体液のpHを七・四という弱アルカリ性に保つなどです。視床下部はさらにその下に位置する下垂体《かすいたい》という小さな臓器を介して、全身のホルモン分泌をコントロールしています。視床下部からいろいろな物質が門脈という血管内に放出されており、それらの物質は下垂体に到達して、下垂体からの全身へのホルモン分泌を調節しています。

2 神経細胞と活動電位の発生

(1) 神経細胞とネットワーク

脳は神経細胞から成り立っています。なお神経細胞のことを英語ではneuronといい、これを日本語でもそのまま「ニューロン」と記してある論文や本もあります。精神活動に重要な働きを演じている大脳だけでも、神経細胞の数は百四十億個もあるといわれています。身体全体では千億個存在するといわれています。

神経細胞の形は特殊であり、細胞体は樹状突起という文字どおり樹木の枝状の多くの突起を出しています（**図3-2**）。

さらに神経細胞の一端は軸索という部分が長く延びていき、さらにその軸索の末端がまた細かく枝分かれをしています。その部位を神経終末と呼んでいます。神経終末は隣接する別の神経細胞に接続しています。一つの神経細胞は約千本に枝分かれしています。他方、一つの神経細胞には数千におよぶ神経終末が接続しています（**図3-3**）。

このようにして、脳は多くの神経細胞がネットワークを形成したものから成立しています。これを神経回路といいます。神経細胞はその大きな特徴として、活動電位（インパルス）という微細な電気信号を発生しています。神経細胞のネットワークを活動電位が行き交うことにより、人間の複

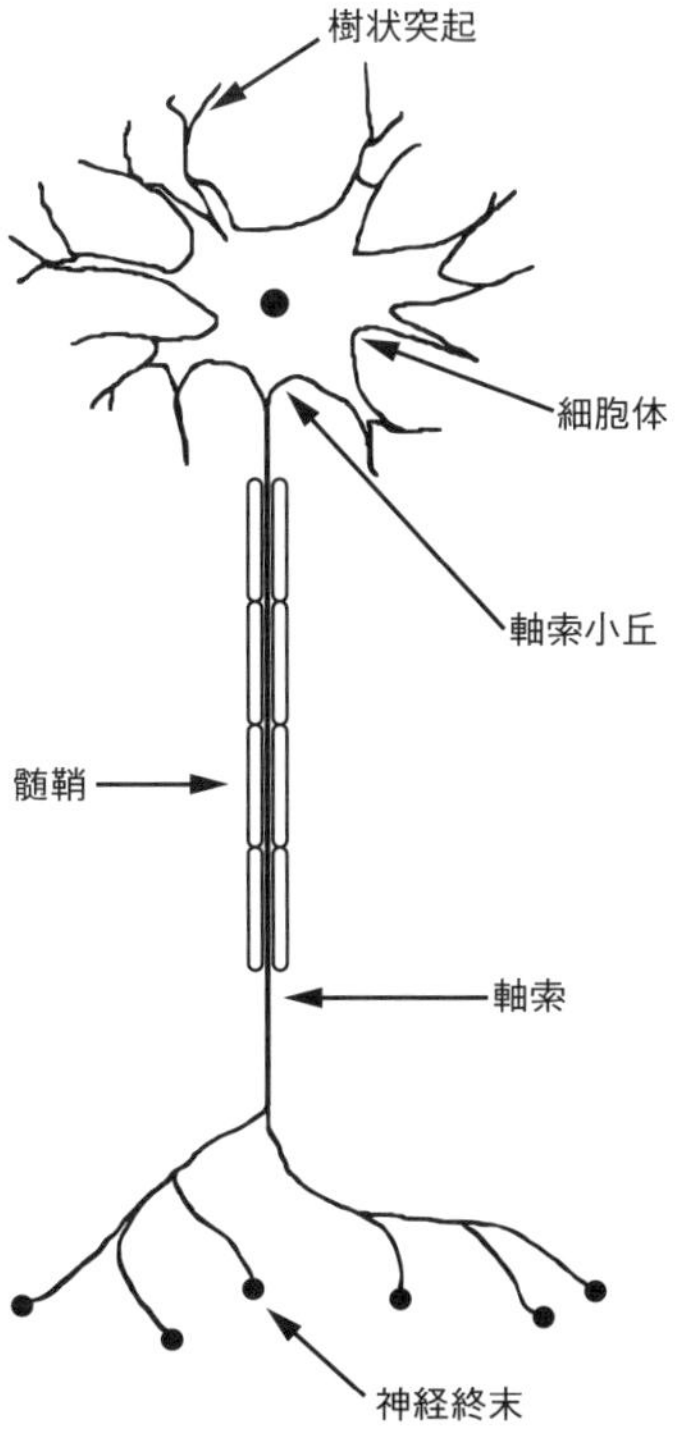

樹状突起は隣接する神経細胞からの刺激（情報）を受け取る。すると軸索小丘から活動電位（インパルス）が発生し、それが軸索を伝わって神経終末まで達する。神経終末は他の神経細胞に接続して、刺激（情報）を伝える。

■図3-2　神経細胞の構造

雑な感情や思考という現象まで営まれていると考えられます。

再び**図3-2**の神経細胞の構造にもどります。樹状突起が別の神経細胞からの刺激を受け取り、軸索が刺激を伝えるものです。また軸索のまわりは髄鞘《ずいしょう》という絶縁物質で取り巻かれており、活動電位が効率よく軸索を伝わることを助けています。

活動電位は普通、軸索の付け根にある軸索小丘という部分で発生し、連鎖反応的に軸索を進み、

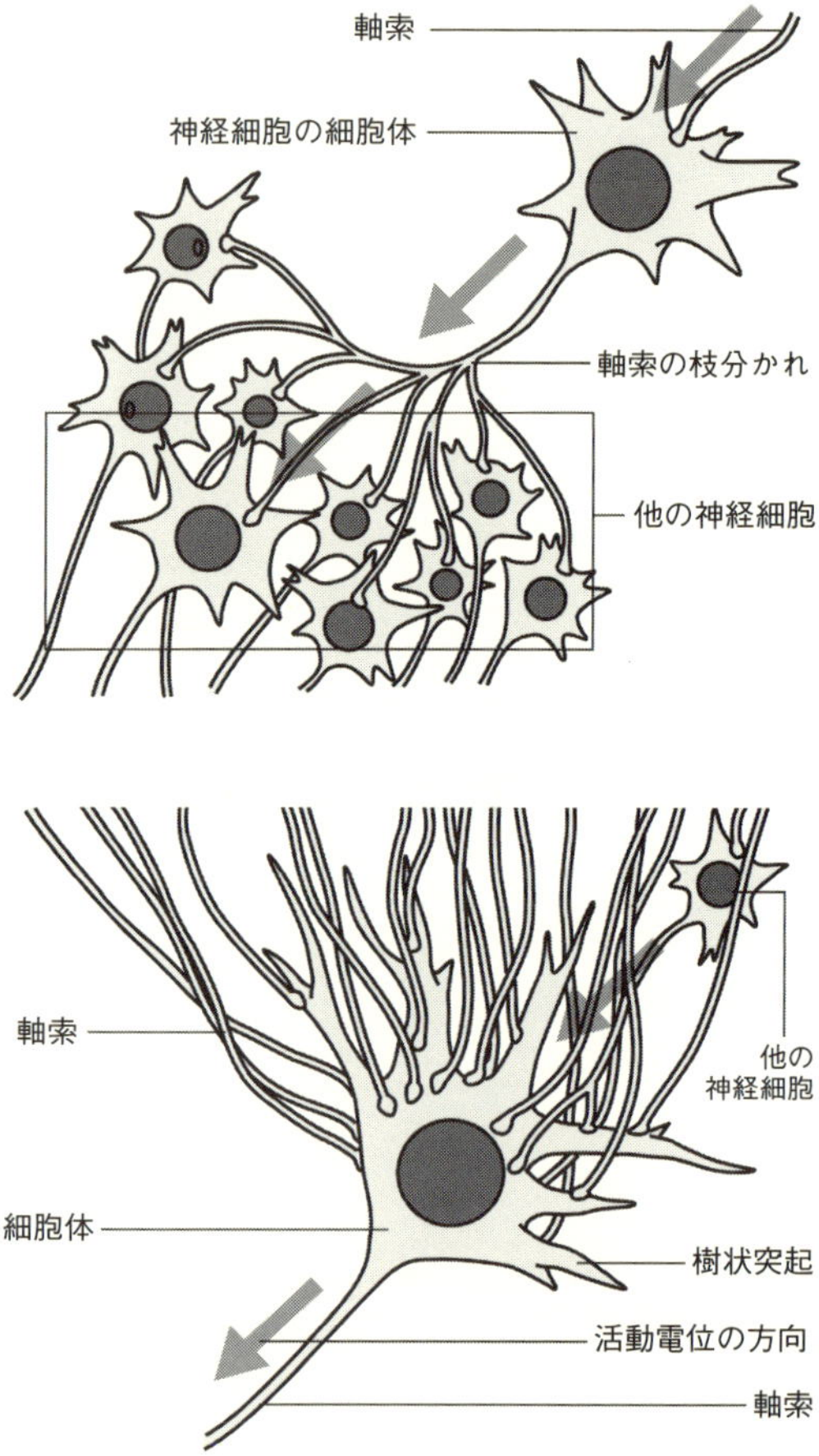

神経細胞の軸索は多くの神経終末に枝分かれして多くの他の神経細胞にシナプスを作って接続している。その神経回路網を活動電位（インパルス）が伝わっていく。

■図3-3　神経回路の模式図(1)

軸索の先端の神経終末までいき、隣接する他の神経細胞に情報として伝わるのです。

(2) 活動電位の発生の仕組み

それでは、活動電位という電気信号はどのように発生するのでしょうか。**図3-4**を見てください。

a　細胞膜の分極

神経細胞に限らず、身体の中の細胞はすべて細胞膜によってその周囲を囲まれており、多くの物質が自由に細胞内外を出入りすることができないようになっています。

活動電位を発生していない静止状態にある神経細胞の内部は、細胞外に比較すると、マイナス（－）

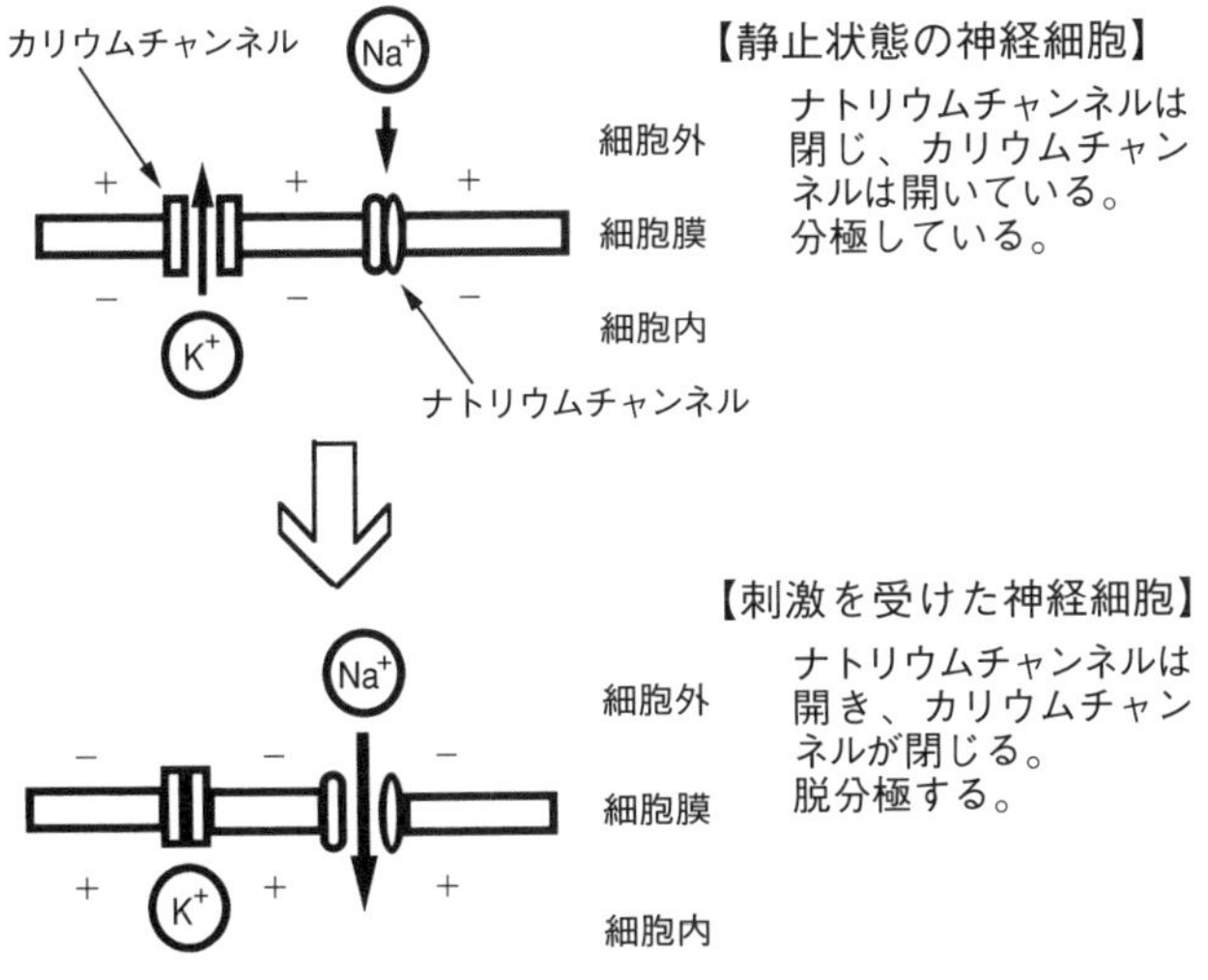

神経細胞の外側にはナトリウムイオン（Na^+）が多く、内側にはカリウムイオン（K^+）が多い。神経細胞が刺激され興奮すると、ナトリウムチャンネルが開いて外側のナトリウムイオンが細胞内に流れ込む。それを脱分極という。

■図3-4　活動電位の発生[4]

の電荷をもっています。神経細胞に限らず身体のすべての細胞を取り囲む液体には、陽イオンと陰イオンがお互いの電荷を中和し合いながら等量に分布しています。ナトリウムイオン（Na^{+}）、カリウムイオン（K^{+}）、カルシウムイオン（Ca^{2+}）などはプラス（＋）の電荷をもち、塩素イオン（Cl^{-}）、リン酸イオンなどはマイナス（－）の電荷をもっています。身体の蛋白質も多くはマイナスに電荷したイオンの形で細胞内部に存在します。そのため細胞内にマイナスの電荷をもつ分子が外部よりもわずかに多く存在するために、細胞内部は外部に比べてマイナスの電荷をもつことになります。興奮していない静止状態の神経細胞内部は外部に比べてマイナス七〇ミリボルトの電荷をもっています。この状態を細胞膜が分極しているといいます。細胞膜の外側がプラス（＋）、内側がマイナス（－）になっているので分極というのです。

細胞外液と細胞内液ではイオンによって濃度に違いがあり、ナトリウムイオン、カルシウムイオン、塩素イオンは細胞外液のほうが細胞内液よりも濃度が高く、カリウムイオンは細胞内部のほうが細胞外部よりも濃度が高くなっています。細胞膜の内部にはポンプがあり、エネルギーを使って細胞外のカリウムイオンを細胞内に取り込み、細胞内のナトリウムイオンを細胞外にくみ出す働きがあるのです。

b　イオンチャンネル

いろいろなイオンは自由に細胞膜を通過することができず、細胞膜にある各イオンを選択的に通すイオンチャンネルと呼ばれる出入り口が開いたときだけ通過できる仕組みになっています。静止状態にある神経細胞ではナトリウムチャンネル（ナトリウムイオンだけを通過させるチャンネル）は閉じていてナトリウムイオンは膜の内外を自由に行き来できませんが、カリウムチャンネル（カリウムイオンだけを通過させるチャンネル）は開いています。カリウムイオンは細胞の内側が外側よりも濃度が高いのでプラスに電荷したカリウムイオンがチャンネルを通って細胞外へ流出するので、そのことも細胞の内側をマイナスとし、細胞の外側をプラスに電荷させることに貢献しています。

c　細胞膜の脱分極と活動電位の伝導

神経細胞が刺激を受けるとカリウムチャンネルが閉じ、ナトリウムチャンネルが開き、プラスに電荷しているナトリウムイオンは神経細胞内部のマイナスの電位によりひっぱられて大量に細胞内部に流入します。この興奮期間にプラスの電荷をもつナトリウムイオンがたくさん神経細胞内に入り込むと、チャンネル近くの神経細胞内部が外部よりも短期間プラスの電荷となります。静止時の分極状態が失われるので、これを脱分極といいます。そのすぐあとで、ナトリウムチャンネルは閉じてしまいます。そのとき、カリウムチャンネルが再び開き、細胞内の高濃度のカリウムイオンが細胞膜を通過して細胞外に移動します。カリウムイオンはプラスの電荷をもっているので、そのカリウムイオンが細胞の外に流れ出してしまうので、細胞膜内部は再びマイナスに電荷します。つまり再び分極した状態になります。ナトリウムチャンネルやカリウムチャンネルは膜を通じて起こる電位の変化に応じて開閉するので、電位依存性チャンネルと呼ばれています。ナトリウムイオンが細胞の内側に流入して生じる細胞内のプラスの電位は、続いて軸索の前方にある次のナトリウムチャンネルを開きます。このようにして電位が軸索の膜上を次々に移動していきます。こうして活動電位が軸索にそって前向きに神経終末まで伝えられるのです（**図3-5**）。

　私たちの日常生活で使用されている電気は電子が電線を流れていきますが、生物内の電気活動は電子ではなく、このようにナトリウムイオンやカリウムイオン

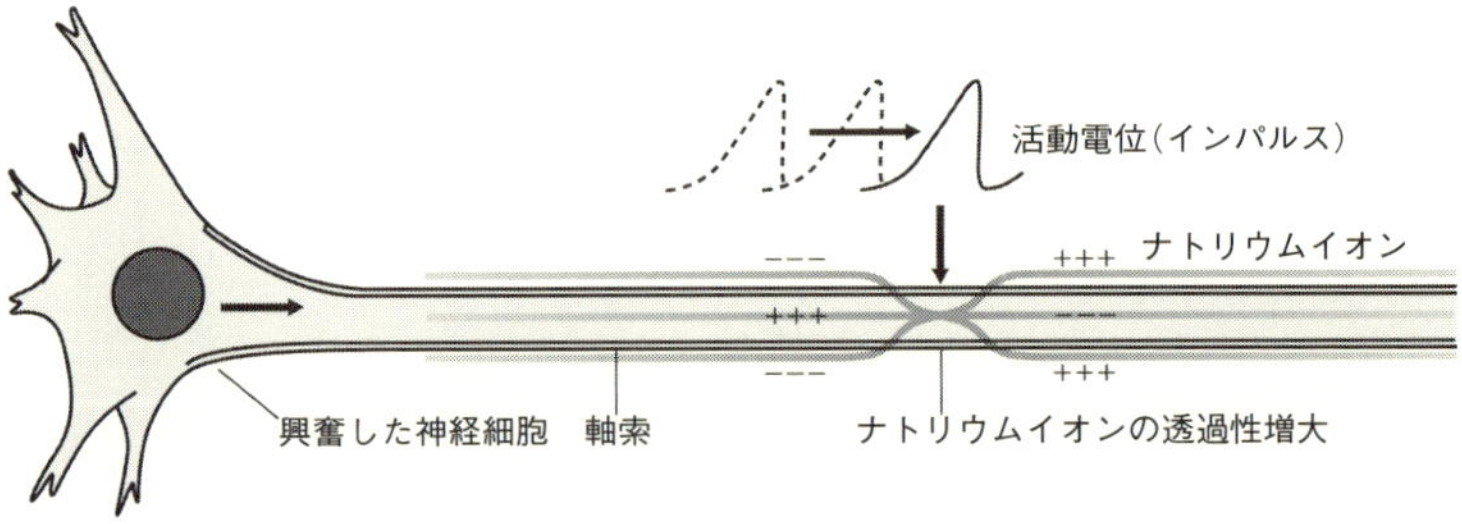

神経細胞が興奮すると、静止時の膜電位の内側のマイナスの電荷が一時的に反転してプラスの電荷になる。活動電位は軸索を進みながら、次々と電位の反転を一過性に起こしていく。活動電位はプラスに電荷したナトリウムイオンの細胞内部への流れとして記録できる。

■図3-5　活動電位の軸索上の伝導[1]

の細胞膜内外の行き来によって発生する点で違いがあります。

3 シナプスの構造と機能

ところが軸索神経終末とそれと隣接する神経細胞体樹状突起との間にはシナプス間隙というすき間があり、電気信号はこのすき間を乗り越えることはできず、直接には隣接する神経細胞には伝わりません。シナプスとはギリシャ語で「結合」を意味する言葉です。このシナプスの構造について、**図3-6**に示します。

このシナプス間隙の情報伝達

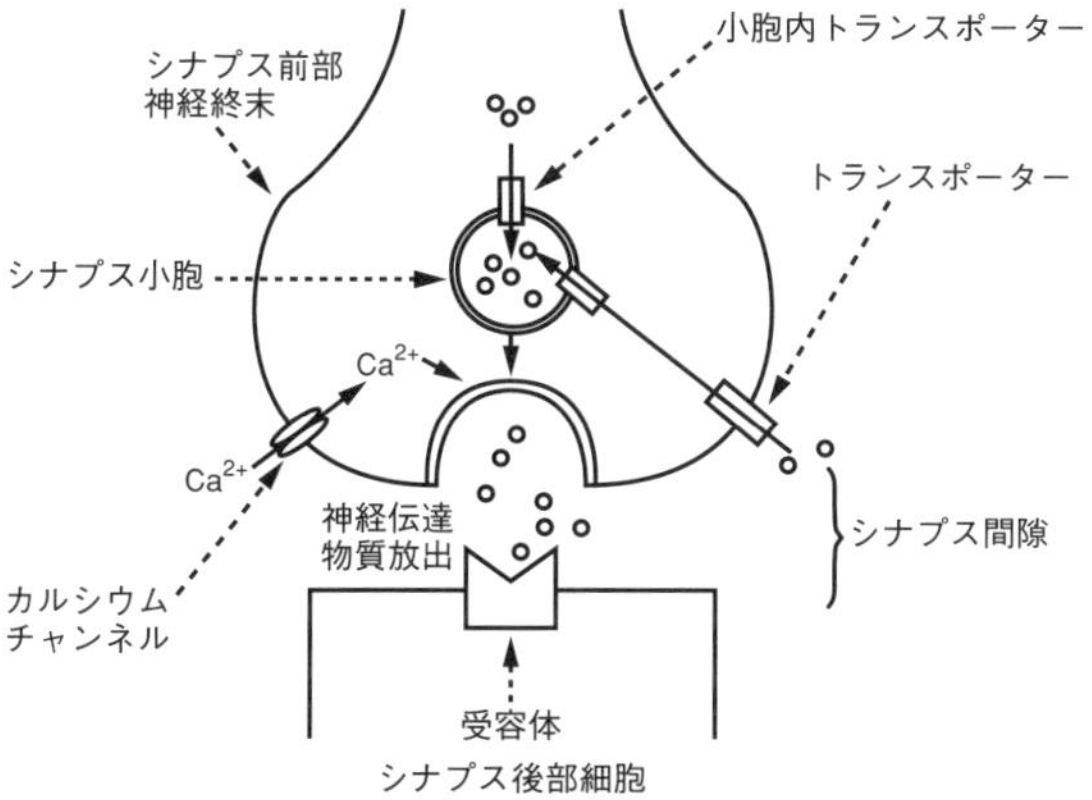

神経細胞は隣の神経細胞と直接つながっておらず、その間にはシナプス間隙という小さなすき間がある。活動電位（インパルス）はそのすき間を乗り越えることはできない。活動電位が神経終末に到達すると、神経伝達物質という化学物質がすき間に放出され、隣接する細胞体の上にある受容体に結合する。そのようにして細胞同士の間の情報が伝えられる。神経終末側をシナプス前部、受容体のある隣接する細胞体側をシナプス後部という。情報伝達の仕事を終えた大多数の神経伝達物質は神経終末上のトランスポーターを通って再びシナプス前部神経終末内に再取り込みされる。──►は物質の移動の方向を示す。

■図3-6　シナプスの構造

を行うのが、神経伝達物質あるいは伝達物質と呼ばれる化学物質です。そして刺激を伝える神経終末側をシナプス前部、刺激を受け取る隣接する細胞体樹状突起側をシナプス後部といいます。

図3-6に示されているように、神経伝達物質はシナプス前部神経終末内に数多く存在するシナプス小胞といわれる袋に貯えられています。電気的興奮伝導が神経終末まで到達すると、終末部にあるカルシウムチャンネルが開きます。カルシウムイオン濃度は細胞外のほうが細胞内部よりも大きいので、カルシウムチャンネルが開くとカルシウムイオンが細胞外から内部に流れ込みます。するとシナプス小胞がシナプス間隙のほうに移動していき、そこで神経伝達物質をシナプス間隙に放出します。神経伝達物質を放出した小胞は、またもとの場所にもどり、再利用されます。

一方、情報を受け取るシナプス後部神経細胞の細胞体や樹状突起には、その神経伝達物質を受けとめる受容体という蛋白質が存在しています。この受容体にシナプス間隙に放出された神経伝達物質が拡散していって、結合することにより神経細胞同士の間の情報伝達が行われます。

その後、情報の伝達という仕事を終えた大多数の神経伝達物質は、放出された元のシナプス前部神経終末表面にあるトランスポーター（運び屋）という蛋白質を介して、もとの神経細胞内部に再取り込みされます。ただし、アセチルコリンという神経伝達物質はこのような再取り込みによらないで、コリンエステラーゼという酵素によって分解されて処理されます。このようにして神経伝達物質による情報伝達作用が終了します。神経終末内に再取り込みされた神経伝達物質はさらに小胞のトランスポーターを通して、小胞の中に貯えられます。

　現在、神経伝達物質として同定された物質は数多く存在しますが、向精神薬の作用や各種精神障害の病態（病気の成り立ち）と関連している可能性が大きいとされるものには、次のようなものがあります。

①　アミノ酸系伝達物質――グルタミン酸、ギャバ（英語でＧＡＢＡと書く。正式にはガンマアミノ酪酸）

②　モノアミン系伝達物質――ドーパミン、ノルアドレナリン、セロトニン、アセチルコリン

　原則として一つの神経細胞は一種類の神経伝達物質しか作りません。

4　受容体の種類と細胞内での情報の伝わり方

　それでは受容体に神経伝達物質が結合したあとで、情報を受け取る側のシナプス後部神経細胞の内部ではどのような変化が起こるのでしょうか。それは受容体のタイプによって大きく二種類に分けられます。

(1) 受容体のタイプ

二種類の受容体のタイプとは、イオンチャンネル型受容体とG蛋白質活性化型受容体です。

a イオンチャンネル型受容体

イオンチャンネル型受容体とは、受容体そのものがイオンチャンネルとして働き、神経伝達物質が結合すると、イオンチャンネルが開いてイオンを細胞内に入れて電位変化を起こすものです。したがってイオンチャンネルには、前述した電位依存性チャンネルとこのイオンチャンネル型受容体に関連するものの二種類があります。

グルタミン酸受容体はイオンチャンネル型受容体であって、これはナトリウムチャンネルを開くように作用するので、細胞を脱分極させ、神経細胞を興奮させます。したがってグルタミン酸は、神経細胞を興奮させる伝達物質の代表です。

神経細胞に抑制をかける神経伝達物質の代表はギャバです。この受容体であるギャバA受容体（GABA$_A$受容体）もイオンチャンネル型受容体です（図3-7）。ギャバA受容体は塩素イオンチャンネルをその中に含んでいて、ギャバがギャバA受容体に結合すると、塩素イオンチャンネルを開きます。塩素イオンチャンネルが開くと細胞外部に高濃度で存在するマイナスに電荷した塩素イオン（Cl^-）が細胞内部に流れ込み、そのため細胞内部のマイナスの電荷が強くなります。つまり細胞外のプラスの電荷に比べて細胞内のマイナスの電荷が増えて過分極となり、細胞は脱分極しにくくなります。つまり細胞は興奮しにくくなります。このギャバA受容体はベンゾジアゼピン系抗不安薬やバルビツール酸系睡眠薬の作用と密接に関係してきます。つまり、ギャバA受容体にはベンゾジアゼピン系薬剤やバルビツール酸系薬剤が結合する部位があるのです。ベンゾジアゼピン系薬剤がギャバA受容体にあるその結合部位に結合するとギャバの塩素イオンチャンネルを開く作用を増強し、結果としてギャバの神経細胞抑制効果を強めます。

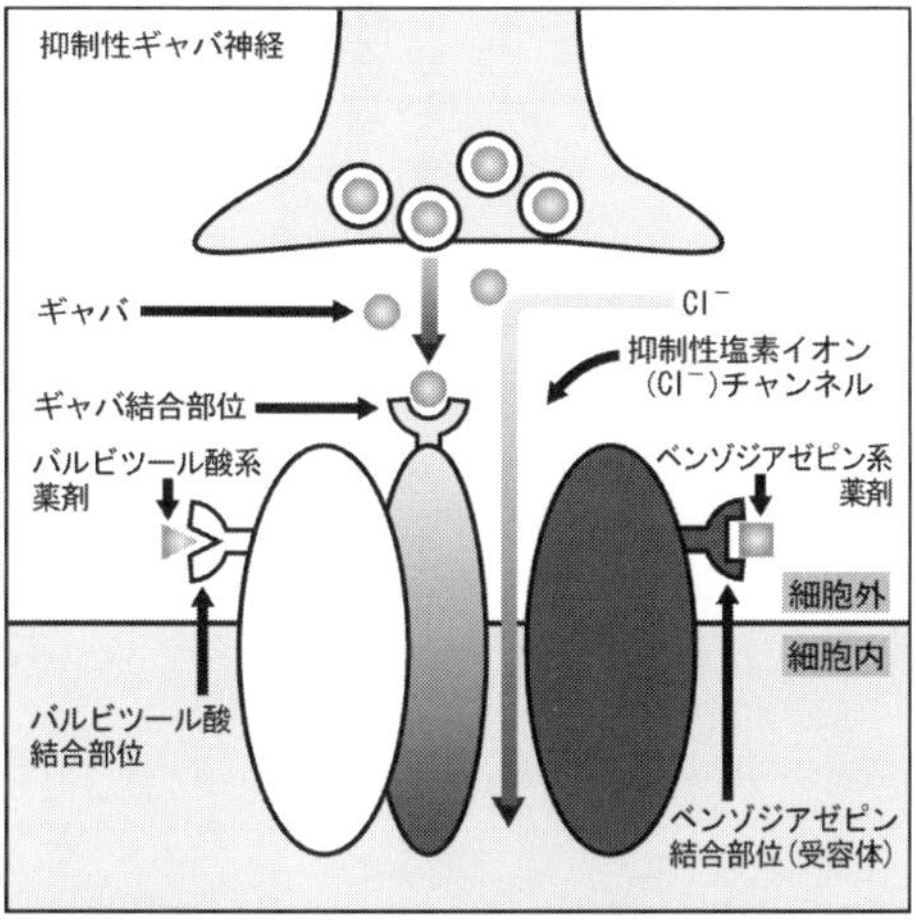

ギャバA受容体はイオンチャンネル型受容体に属している。ギャバA受容体は神経伝達物質ギャバの結合する部位、ベンゾジアゼピン系薬物の結合する部位、バルビツール酸系薬物の結合する部位をもっている。ギャバA受容体はまた塩素イオンチャンネルを含んでいる。ギャバという伝達物質がギャバ結合部位に結合すると、塩素イオンチャンネルが開き、細胞外の塩素イオン（Cl^-）が細胞内に流れ込む。塩素イオンはマイナスに電荷しているので細胞内のマイナスの電荷が強くなり細胞は興奮しにくくなる。このようにギャバは隣接する神経細胞の興奮を抑制する方向に作用する伝達物質である。

■図3-7　ギャバA受容体の構造[3]

b　G蛋白質活性化型受容体

G蛋白質活性化型受容体とは、受容体に神経伝達物質が結合するとG蛋白質というトランスジューサーのような役割をする蛋白質が仲介して、細胞内の代謝を変化させるものです。G蛋白質にもいくつかの種類があり、受容体によってどのG蛋白質と関係するかが決まってきます。G蛋白質は受容体からの情報を、細胞の働きを変化させる効果器という部分に伝達する役割をもっています。

アデニル酸シクラーゼという酵素が効果器の代表です（図3-8）。G蛋白質の中の

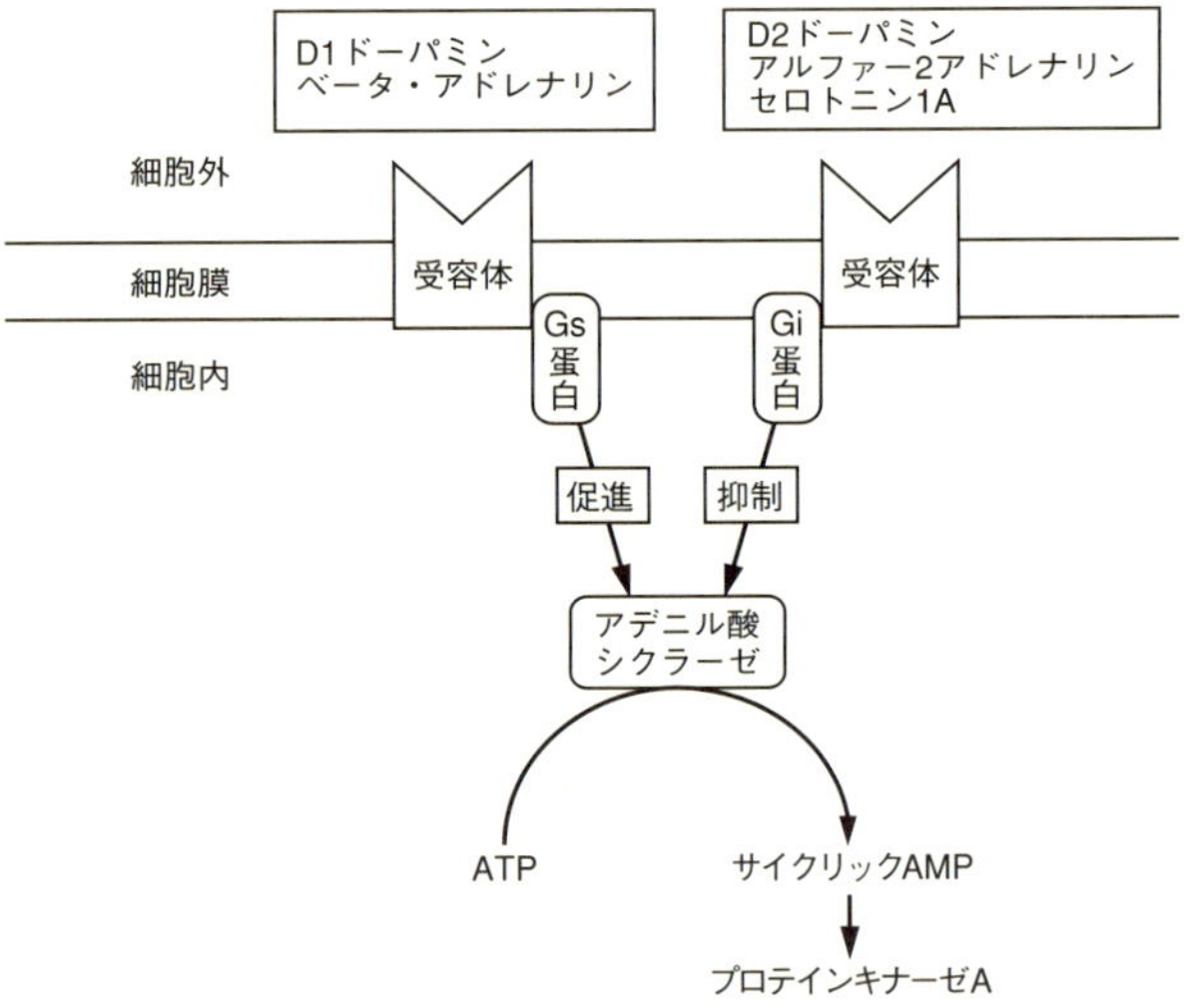

これはG蛋白質活性化型受容体に属している。Gs蛋白質と関連する受容体、Gi蛋白質と関連する受容体があり、それぞれアデニル酸シクラーゼという酵素を促進ないし、抑制する方向に作用する。D1ドーパミン受容体、ベータ・アドレナリン受容体はGs蛋白質と関連し、D2ドーパミン受容体、アルファー2アドレナリン受容体、セロトニン1A受容体はGi蛋白質と関連する受容体である。アデニル酸シクラーゼが活性化されるとサイクリックAMPという物質が増え、サイクリックAMPはプロテインキナーゼAという酵素を活性化し、それがさらにいろいろな蛋白質をリン酸化して細胞の機能を変化させる。

■図3-8　アデニル酸シクラーゼと関連する受容体

Gs蛋白質はアデニル酸シクラーゼの働きを増加させ、Gi蛋白質はアデニル酸シクラーゼの働きを減少させます。アデニル酸シクラーゼはATPからサイクリックAMPという物質を作る働きをしています。サイクリックAMPはさらに細胞の中でサイクリックAMP依存性蛋白質リン酸化酵素(プロテインキナーゼA)を活性化し、それがいろいろな蛋白質をリン酸化して細胞の機能を変化させます。Gi蛋白質は反対にアデニル酸シクラーゼを抑え、細胞内のいろ

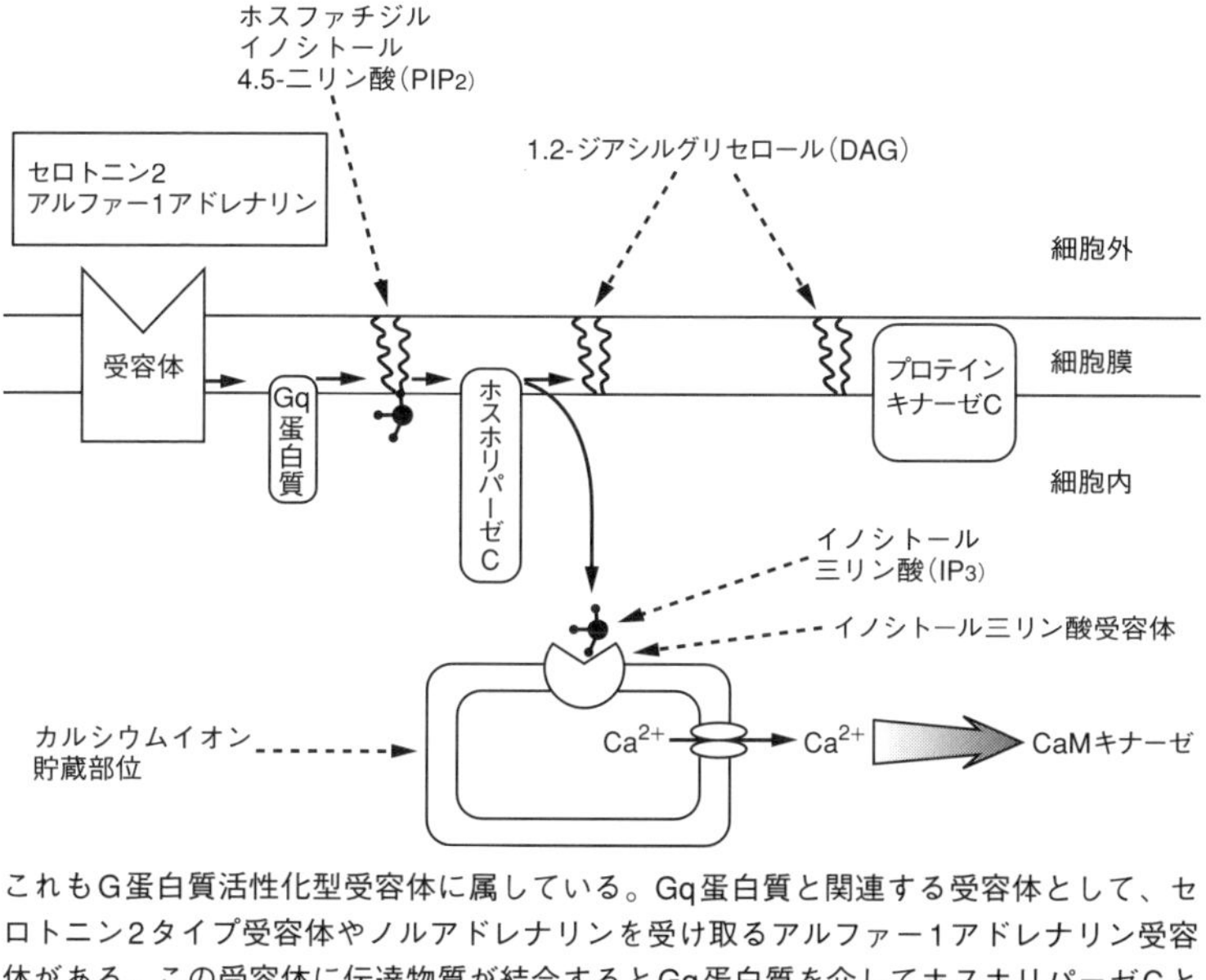

これもG蛋白質活性化型受容体に属している。Gq蛋白質と関連する受容体として、セロトニン2タイプ受容体やノルアドレナリンを受け取るアルファー1アドレナリン受容体がある。この受容体に伝達物質が結合するとGq蛋白質を介してホスホリパーゼCという酵素が活性化される。ホスホリパーゼCはPIP_2という物質を分解してDAGとIP_3を作り出す。DAGはプロテインキナーゼCを、IP_3も最終的にはCaMキナーゼを活性化する。キナーゼは細胞内のいろいろな蛋白質をリン酸化して細胞機能を変化させる。

■図3-9　イノシトールリン脂質ーカルシウム動員経路と関連する受容体

いろな蛋白質のリン酸化を抑えます。

もう一つの効果器がホスホリパーゼCという酵素です（**図3-9**）。ある種の受容体はGq蛋白質を仲介としてホスホリパーゼCという酵素の働きを増加させます。その結果、細胞膜に存在するホスファチジルイノシトール4、5-二リン酸（PIP_2）を分解して、1、2-ジアシルグリセロール（DAG）とイノシトール三リン酸（IP_3）という物質を作ります。1、2-ジアシルグリセロールは蛋白質リン酸化酵素C（プロテインキナーゼC）を活性化して細胞内の蛋白質をリン酸化しますし、イノシトール三リン酸のほうは細胞内のカルシウム（Ca^{2+}）貯蔵部位からカルシウムを細胞内に放出させます。増加したカルシウムは、CaMキナーゼという蛋白質リン酸化酵素を活性化してその効果を発揮します。このようなGq蛋白質とホスホリパーゼCを介する経路をイノシトールリン脂質—カルシウム動員経路といいます。

このようにG蛋白質活性化型受容体は最終的には蛋白質のリン酸化を起こして、さまざまな生理機能を生じることになります。蛋白質はアミノ酸がさまざまな順序でつながった巨大分子であり、身体の中でいろいろと重要な機能を営んでいます。例えば、受容体やトランスポーターは蛋白質です。生体内でさまざまな化学反応を起こす酵素も蛋白質です。蛋白質はリン酸化されると立体構造が変わり、その結果、機能も変化します。蛋白質にリン酸を結合させる酵素をキナーゼ（蛋白質リン酸化酵素）といい、反対にリン酸を取り去る酵素を脱リン酸化酵素といいます。

生体内のいろいろな蛋白質がキナーゼというリン酸化酵素によってリン酸化されると、蛋白質の立体構造の変化、ひいては機能の変化を起こします。つまりキナーゼはいろいろな蛋白質の機能を発現させるスイッチとして働いています。反対に脱リン酸化酵素は蛋白質の機能を切るスイッチということができます。

「風が吹けば桶屋がもうかる」といったような話で、なんだか複雑になってしまいましたが、受容体からの情報は細胞の中で、以上のようなこみいった経路をたどって細胞の機能を変えていくのです。

同じ神経伝達物質を受け取る受容体の中にも異なったサブタイプの受容体があり、異なった受容体はそれぞれ異なったG蛋白質と関連していることがあります。その結果、同じ神経伝達物質であっても、それを受け取る受容体の違いによって、効果器には異なった作用を及ぼすことがあります。例えばドーパミン受容体にはD1とD2の二種類の受容体がありますが、D1受容体はGs蛋白質と関連してアデニル酸シクラーゼの働きを増加させ、D2受容体はGi蛋白質と関連してアデニル酸シクラーゼの働きを減少させます（**図3-8**）。統合失調症の薬である抗精神病薬はD2受容体に関係していることが知られています。ノルアドレナリンの受容体にはベータ受容体、アルファ-1受容体、アルファ-2受容体などがありますが、ベータ受容体はGs蛋白質と関連してアデニル酸シクラーゼの働きを増加させ、アルファ-2受容体はGi蛋白質と関連してアデニル酸シクラーゼの働きを減少させます（**図3-8**）。ところがアルファー1受容体はGq蛋白質と関連し、ホスホリパーゼCの活性化に関係しているのです（**図3-9**）。セロトニン1A受容体はGi蛋白質と関連してアデニル酸シクラーゼの働きを減少させ（**図3-8**）、セロトニン2タイプ受容体はGq蛋白質と関連し、ホスホリパーゼCの活性化に関係しています（**図3-9**）。

（2） 受容体と作動薬ならびに拮抗薬

神経伝達物質が受容体に結合すると、前に述べたように細胞の中でのいろいろな現象が引き起こされます。これは鍵が鍵穴にぴったりあてはまって、ドアが開く現象に例えることができます。いろいろな化学物質の中には神経伝達物質そのものでなくても受容体に結合して伝達物質の働きをまねする方向に作用する薬物があり、そのような薬を作動薬（agonist）といいます。つまり、合鍵のようなものといってよいでしょう。

ところが化学物質の中には、受容体に結合するものの、細胞の中で起こる反応を引き起こすことなく、正常な神経伝達物質の作用を妨げてしまうように作用するものがあります。このような薬物を拮抗薬（antagonist）ないし遮断薬（blocker）といいます。つまり鍵穴には入るもののぴったりと合っていないのでドアを開くことができず、正常な鍵の入るのを邪魔しているようなものです。

この作動薬、拮抗薬という考えは、薬の働きを理解するために非常に重要な概念です。**図3-10**

に、この関係について示します。

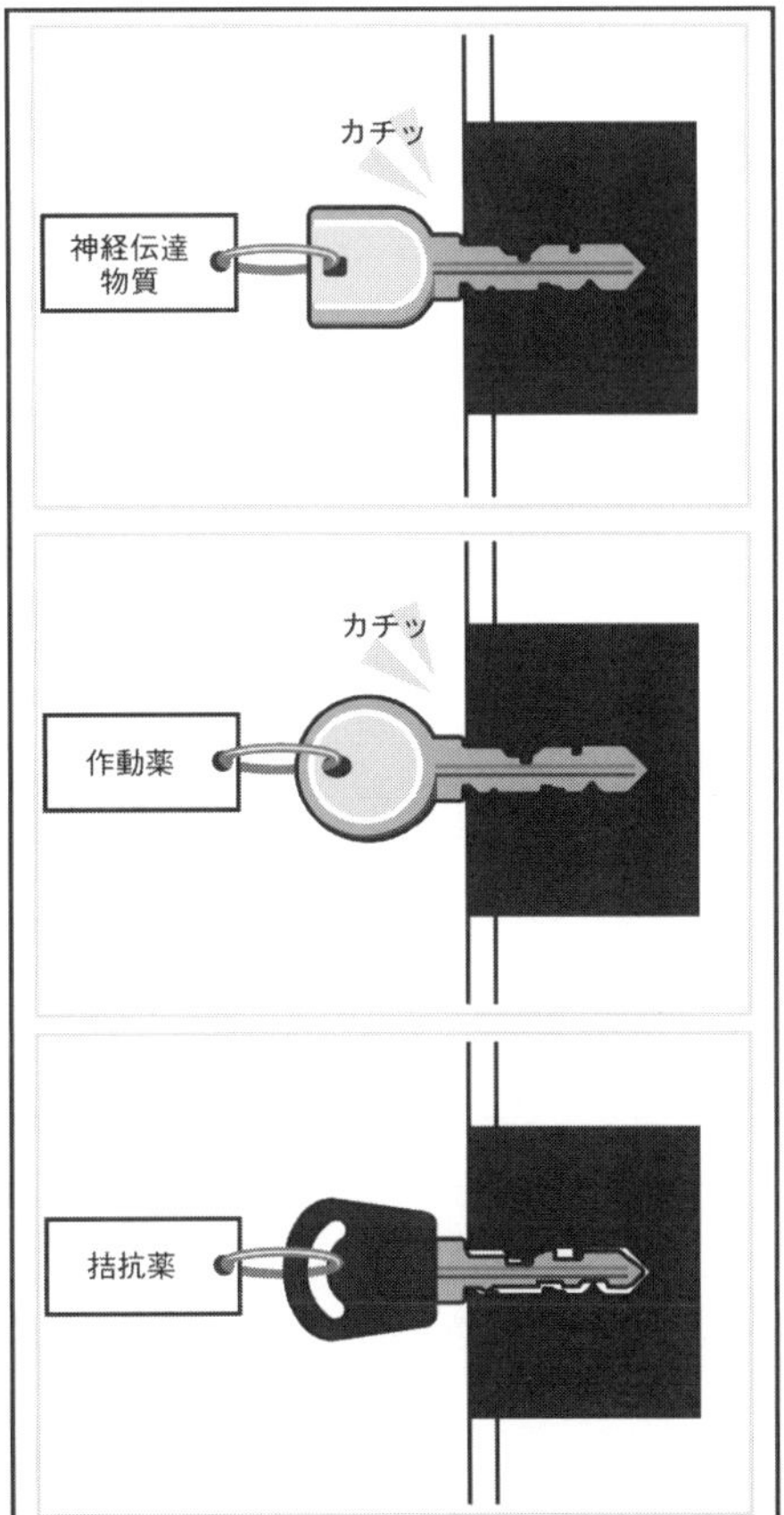

神経伝達物質という鍵が受容体という鍵穴にうまく入り込んで細胞同士の間での情報が伝えられる。作動薬は伝達物質と同じような力をもっている。拮抗薬は受容体という鍵穴には入り込むものの細胞内で情報を伝える力はなく、正常な伝達物質が受容体に結合することを邪魔してしまう。

■図3-10　作動薬と拮抗薬（文献(2)を改変）

(3) 自己受容体

なお受容体といった場合、隣接するシナプス前部神経細胞から放出される神経伝達物質を受け取るシナプス後部神経細胞に存在するものを考えるのが普通です。しかし受容体にはそれに加えて、自らが放出した神経伝達物質を受け取る自己受容体というものが存在します。この自己受容体は伝達物質放出が多すぎた場合にそれを感じとって、自らの伝達物質放出に抑制をかける陰性フィードバックの役割を果たしています。自己受容体の存在場所には神経終末に存在するものと、細胞体樹状突起部に存在するものとがあります。

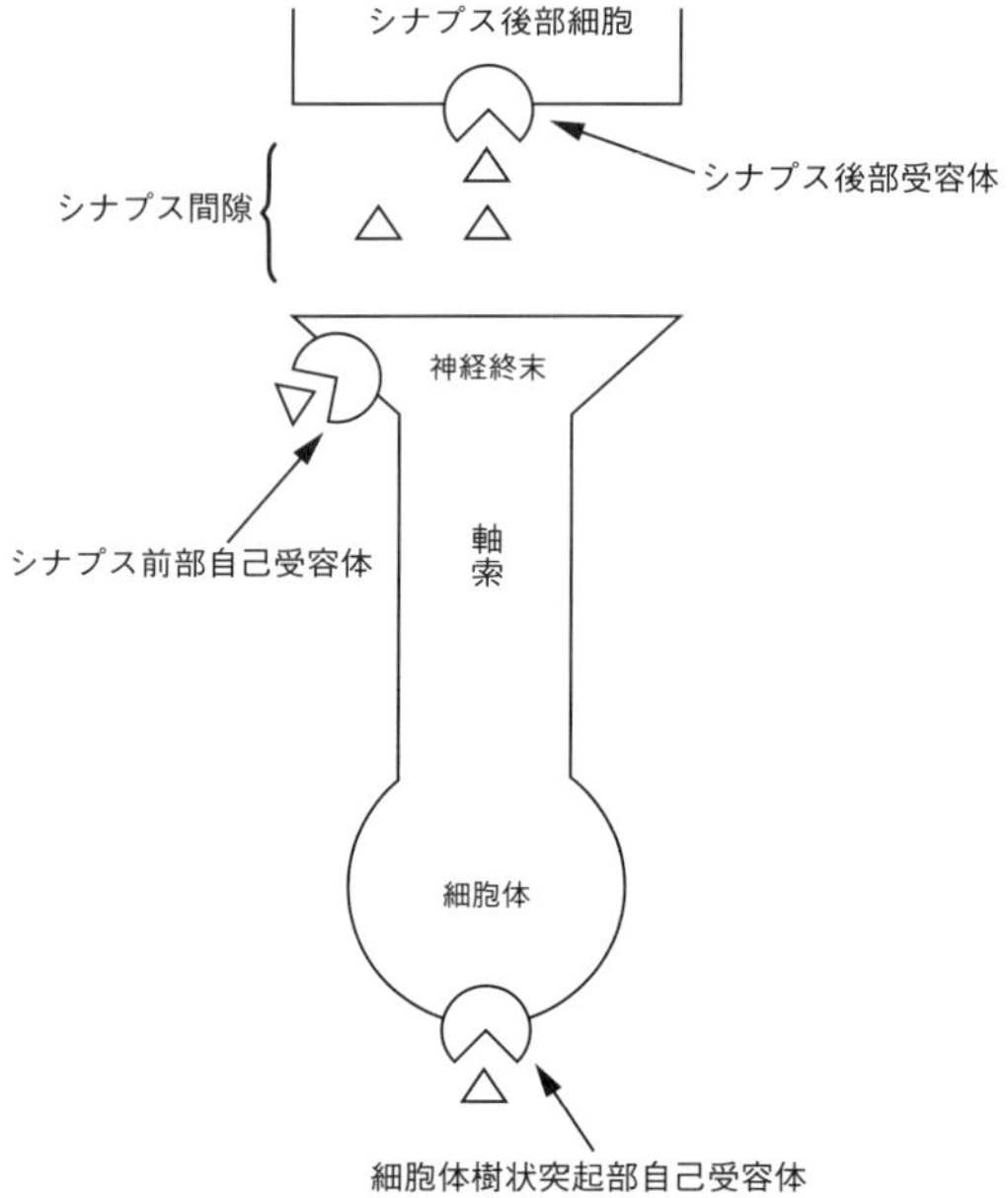

受容体には、隣接する細胞からの伝達物質を受け取るシナプス後部受容体に加えて、自らが放出した伝達物質を受け取り、その放出に抑制をかける役割を行っている自己受容体がある。自己受容体には、神経終末に存在するシナプス前部自己受容体と、細胞体部分に存在する細胞体樹状突起部自己受容体の2種類がある。

■図3-11　自己受容体

◆文　献

（1）Bloom, F. E., Nelson, C. A. and Lazerson, A.: Brain, Mind, and Behavior (3rd ed). Worth Publishers, New York and Basingstoke, 2001.（中村克樹、久保田競監訳『新・脳の探検 上』講談社、東京、二〇〇四）

（2）Carlsson, A. and Carlsson, L.（楢林博太郎、飯塚禮二訳『脳のメッセンジャー』医学書院、東京、一九九三）

（3）越前宏俊『図解・薬理学』医学書院、東京、二〇〇一

（4）岩田誠『図解雑学 脳のしくみ』ナツメ社、東京、一九九八

4章

統合失調症の治療薬について

1 統合失調症とは何か

(1) 統合失調症の特徴

これまで長年、精神医療関係者によって、精神分裂病ないし分裂病と呼ばれてきた病気がありました。この病は精神障害の代表のようなきわめて重大な病気であり、また謎に満ちた病気でもあります。ところが精神分裂病という病名は精神や人格がバラバラになってしまうこわい病気というイメージが強すぎて不適切だという意見が強くなり、二〇〇二年に、「統合失調症」という病名に変更されました。統合失調症という病名には、「こころの統合機能が不調をきたしている」という意味があります。病名変更によって、この精神障害への偏見が除去され、患者さんやご家族の心理的負担が軽くなることは歓迎すべきことだといえます。

この病気は二十歳前後の若い人に多く発病するという特徴があります。発症危険年齢は十五～四十歳くらいです。いったん発症すると慢性の経過をとり、難治性で、多くの場合、勤労能力や日常の生活能力がかなり障害されてきますので、患者本人にとっても、家族にとっても、また社会全体にとっても、大きな負担となります。その罹病危険率は百人に一人弱であり、この数字は世界中どの国でもあまり変わらないといわれています。したがって、統合失調症という病気はきわめて数が多く、その意味ではありふれた病気なのです。現在でも、精神病院に入院している方の過半数は統合失調症の患者です。

(2) 統合失調症の症状

その症状はきわめて多彩ですが、統合失調症の症状を陽性症状と陰性症状とに二大別するという分け方があり、最近よく使われるようになってきました（**表4-1**）。

a 統合失調症の陽性症状

陽性症状には、幻覚、妄想、滅裂思考などがあります。

「幻覚」とは知覚の異常であり、実際には存在しないものを存在するかのように間違えて知覚してしまうことで、統合失調症には実際には存在しない物音が聞こえてくるという聴覚領域の幻聴がとても多く出現します。特に人の話し声が聞こえてくるという体験が多く、しかもその内容は自分についての悪口であったり、自分を批評したり批判したりすることであったりします。幻聴が患者の行動や考えをことごとく説明する

■表4-1　統合失調症の症状と病態

陽性症状 （幻覚、妄想、滅裂思考）	辺縁系のドーパミン機能亢進	従来型抗精神病薬が有効、ドーパミン受容体遮断
陰性症状 （感情鈍麻、意欲低下、社会的ひきこもり）	前頭葉のドーパミン機能低下	非定型抗精神病薬が有効、セロトニン受容体遮断、前頭葉のドーパミン放出促進

ようなこともありますし、二つ以上の声がお互いに会話をし合っているのが聞こえることもあります。

「妄想」とは思考の内容の異常であり、明らかに誤った内容の考えを深く信じ込んでいて、訂正がきかないことを指します。妄想の内容は被害的なことが多く、自分が他の人に意地悪をされる、殺されそうな気がする、盗聴されている、などという考えを信じ込んでいます。自分が宇宙人であるとか、アメリカのＣＩＡのようなスパイ組織と関係しているなどの奇異な内容であることは、統合失調症に特徴的であるといわれています。

また、周囲の出来事をすべて自分に関係づける関係妄想も多く出現します。例えば、周囲の人が話し合っていると、すぐに自分のことをうわさしていると思い込んだりします。また自分の考えていることが口に出さなくても周囲の人に伝わってしまうという思考伝播という症状、自分の行動を自分でコントロールできず、他人によって操られていると感じてしまう「させられ体験」といった症状が出ることもあります。

「滅裂思考」とは思路障害といわれるもので、筋道のたった話ができなくなり、話のまとまりが悪くなり、ひどいと支離滅裂で何を言いたいのか周囲の人間にはさっぱりわからなくなってしまうことです。

このような陽性症状は統合失調症の急性期に多くみられますが、慢性期になっても持続している場合がかなりあります。幻覚、妄想の激しい場合は、患者はその恐怖感のため、時に非常に興奮することがあり、また、きわめて強い不眠が生じることが多いのです。

b　統合失調症の陰性症状

他方、陰性症状とは、正常な人のもっている生き生きとした感情の動きが失われる感情鈍麻や、いろいろなことをしたいという意欲が低下してくることを指します。そして、そのような症状の結果として、病院に入院しているときでも、あるいは退院して自宅にいるときでも、他の人と交わらず、一日中何もしないでぶらぶらしているような社会的引きこもりが目立つようになります。このような陰性症状は統合失調症の慢性期に目立つことが多いのです。

統合失調症には原則として、意識障害や知的能力の障害はありません。この点で意識障害や痴呆を生じる器質性精神障害とは異なっています。しかし、感情鈍麻、意欲低下などの陰性症状が非常に目立つ状態になりますと、患者は自分の周囲の出来事に無関心となり、その結果として、痴呆とあまり変わらないような状態になることがあります。事実、統合失調症という病気をはじめて記載したドイツの精神医学者クレペリンは、この病気を早発性痴呆と名づけました。これは、若いときに発症し、最終的には（痴呆のような）精神の荒廃状態になるという意味があります。

しかし、その後、スイスのブロイラーは、この病気であっても必ずしも荒廃状態になる者ばかりではないことを見出し、ドイツ語でSchizophrenie（英語でschizophrenia）という病名を作りました。これをかつてわが国では精神分裂病と訳したのですが、最近、統合失調症に変更されたのです。

ところで統合失調症の患者さんは知的能力の障害を生じないという好例を最近の映画にみることができます。ラッセル・クロウが主演した「ビューティフル・マインド」は統合失調症に罹患したにもかかわらず、一九九四年度のノーベル経済学賞を受賞した実在の天才数学者であるジョン・ナッシュの人生を描いた感動的映画でした。

しかし、近年の研究によると、統合失調症ではジョン・ナッシュのように知的能力の低下しない人もいる反面、多くの患者が何らかの認知機能障害を示すことが多いとの報告が多くなっています。「認知機能」とは反射や単純な運動機能を除いた脳機能を広く指す概念であり、ほぼ知的能力と同じような意味で使われます。またＭＲＩのような最新の画像診断装置を使って調べてみると、統合失調症の脳には健常者とは異なる微細な脳萎縮が存在することが多いとの報告も出始めています。

このような最近の研究を総合すると、統合失調症は機能性精神障害よりもむしろ器質的精神障害のほうに近いものかもしれません（15ページ　表2-1）。

(3) 病識の欠如

また、統合失調症の患者さんは前記のような不思議な症状を出しているにもかかわらず、自分が精神的な病気になっているということがわかっていないことが多いのです。このことを「病識が欠如している」という言い方をします。そのために、統合失調症の患者さんは、周囲の人が行動、症状を心配して精神科受診を勧めても、本人は自分は正常であって病院へ行く必要はないと拒否することがあり、そのため、ますます周囲の人を困らせる結果になることがあります。

2 統合失調症の薬による治療

さて、統合失調症の治療薬のことを「抗精神病薬」と呼んでいます。抗精神病薬の別の呼び方として、強力精神安定剤（メジャー・トランキライザー）という言葉もあります。現在では、抗精神病薬なしの統合失調症の治療は考えられません。

(1) 抗精神病薬の種類

ところで抗精神病薬といっても、多くの種類があります。化学構造などから、フェノチアジン系、ブチロフェノン系、レセルピン系、ベンザミド系、そして最近の非定型抗精神病薬などに分類されます。レセルピンは前に述べたとおり、統合失調症の治療に初期から登場した薬剤ですが、血圧を下げる作用があるので現在は統合失調症の治療に使用されることはほとんどなくなり、歴史的意義

■表4-2　主な抗精神病薬

一般名	商品名（代表的なもの1つ）	
フェノチアジン系		
クロールプロマジン	コントミン	注射薬あり
レボメプロマジン	レボトミン	注射薬あり
チオリダジン	メレリル	
プロペリシアジン	ニューレプチル	
フルフェナジン	フルメジン	
ペルフェナジン	ピーゼットシー	注射薬あり
ブチロフェノン系		
ハロペリドール	セレネース	注射薬あり
チミペロン	トロペロン	注射薬あり
ブロムペリドール	インプロメン	
ベンザミド系		
スルピリド	ドグマチール	注射薬あり
スルトプリド	バルネチール	
ネモナプリド	エミレース	
チアプリド	グラマリール	老年期精神障害が適応
その他		
ピモジド	オーラップ	
クロカプラミン	クロフェクトン	
モサプラミン	クレミン	
オキシペルチン	ホーリット	
ゾテピン	ロドピン	
非定型抗精神病薬		
リスペリドン	リスパダール	
オランザピン	ジプレキサ	
クエチアピン	セロクエル	
ペロスピロン	ルーラン	
デポ剤		
エナント酸フルフェナジン	アナテンゾール・デポー	2週間に1回注射
デカン酸フルフェナジン	フルデカシン	4週間に1回注射
デカン酸ハロペリドール	ハロマンス	4週間に1回注射

だけをもった薬剤になりました。その他の多くの抗精神病薬にはそれぞれ、臨床効果について、いくらか相違があります。臨床においては、これらの薬剤の異なった特徴を生かして使用していくことになります。医師によっては、数多くの抗精神病薬を併用して使用される方もおられます。このことについてはやむをえない場合も多いのですが、原則としてはなるべく一種類の抗精神病薬で治療することが望ましいとされています。

表4-2に、現在わが国で使用可能な抗精神病薬のリストを載せておきます。この表の中で、「一般名」とは世界中で共通の薬品名であり、「商品名」とは製薬企業が名づけた名称です。同じ一般名の薬品であっても、発売する製薬会社が異なると異なった商品名で売られることになります。表には代表的商品名を一つだけ記しておきました。

(2) 統合失調症の薬物療法

ところで、統合失調症の薬物療法は急性期療法と慢性期の維持療法に分けられます。

a 統合失調症の急性期療法

従来は、急性期の幻覚妄想の激しい状態には、抗幻覚妄想作用が強い強力な抗精神病薬であるブチロフェノン系のハロペリドールなどを、ある程度、高用量で使用してきました。また、統合失調症急性期には興奮が強く生じる場合もあり、そのような場合は鎮静作用の強いフェノチアジン系のクロールプロマジンやレボメプロマジンなどを併用することがあります。患者さんが治療に同意して服薬してくれればよいのですが、前にも述べたとおり、統合失調症の患者さんは時に病識がなく、服薬に拒否的になることがあります。そのような場合には、やむをえず抗精神病薬の注射を行うこともあります。注射によりある程度落ち着いたところで、服薬に切り替えることになります。

投薬を続けていますと、幻覚、妄想は徐々に軽減し、支離滅裂な思考もまとまりをみせるようになります。また、興奮、不眠も徐々に軽快してきます。

急性期の精神症状の激しい場合は、普通、入院させて前記のような治療を行うわけですが、統合失調症の患者さんはそのすべてが激しい興奮を生じるわけではなく、徐々に幻覚妄想を生じながら、外見上は落ち着いてみえる人もいます。そのような患者さんは説得により、服薬をしてくれるときもありますので、あえて入院させず、はじめから外来だけで診療を行うことも多くなってきました。

b　統合失調症の維持療法

抗精神病薬により急性期症状が落ち着いた時点では投与量を徐々に減量し、必要最小限の投与量により、統合失調症症状の再燃を防ぎ、社会復帰を促す維持療法の段階になります。入院の場合は頃合いをみて退院させ、外来通院に切り替えることになります。

この維持療法は統合失調症症状の再発を防ぐためであり、服薬を中断すると再発する患者さんがきわめて多いことは事実です。完全に統合失調症症状が消失した患者さんの二〇％くらいは、服薬を中断しても再発しないのではないかとの説もありますが、服薬中止により再発を起こす患者さんと起こさない患者さんを見極めることは不可能ですので、患者さんおよびご家族には服薬中断により再発することが多いことを伝えて、長期間の維持療法を行うことが普通です。症状が悪くなるような徴候があれば増量し、落ち着けば減量するなどして、患者さんの精神状態をコントロールしていきます。初発の統合失調症の患者さんが投薬で完全によくなった状態が一～二年ほど続いた場合、半年から一年ほどかけて徐々に服薬を中止する試みをする場合もあり、症例によってはその結果、服薬を中止することもありえます。

しかし、患者さんの中には勝手に服薬を中断し、再発して入院を繰り返す人も多く、そのような状況を、皮肉をこめて「回転ドア現象」と呼んでいます（退院したかと思うとすぐに入院してくることを指しています）。

抗精神病薬は統合失調症の原因を断ち切るものではないので、維持療法の期間がどれくらい続くのかもわからないまま長期間連用する必要があるのです。このことを患者さんおよびご家族にはよく説明しておく必要があります。

維持療法には、デポ剤（持効薬）という注射薬が使用されることがあります。デポ剤は二週間か四週間に一度外来で注射を受けるだけで血中濃度を維持できるので、患者さんはその間毎日服薬する煩わしさから解放され、維持療法として優れているといわれています。

なお現在でも、さまざまな抗精神病薬投与によっても全く症状の改善をみない、治療抵抗性の統合失調症の患者さんも存在します。

(3) 抗精神病薬の副作用

ここで、抗精神病薬の副作用について述べておきましょう。

a　抗精神病薬の安全性

抗精神病薬はバルビツール酸剤などの睡眠薬と異なり、大量に投与しても、意識喪失を生じたり、呼吸などの生命中枢を抑制して死亡したりすることはないという特徴があります。その意味では安全な薬なので、患者さんには安心して服用していただける薬です。また薬物依存（薬物を長期間摂取しているとその薬物を中断できなくなる状態）も生じません。

しかし抗精神病薬にはさまざまな副作用が伴い、そのことが患者さんを悩ませていることも事実です。**表4-3**に抗精神病薬の副作用のリストを載せておきます。

b　錐体外路性副作用

例えば、特発性パーキンソン病によく似た錐体外路性副作用（錐体外路とは、大脳の深部にあって自分の意思とは関係なく運動機能の調節を行っている場所を指しており、大脳基底核と呼ばれる部位と同じです）を生じることが非常に多く起こります。パーキンソン症状は手のふるえ、身体の動きにくさ、筋肉の緊張が増加するなどの運動機能の障害を指しています。特発性パーキンソン病は中年以後に発病しやすい神経内科的な病気ですが、脳内のドーパミンが減ることが原因として知られています。抗精神病薬を服用していると、その副作用として、このパーキンソン病にそっくりの症状が起こることが多いのです。**図4-1**に典型的なパーキンソン症状の人の姿勢を示してあります。やや前かがみとなり、すり足歩行となることが多くみられます。

■表4-3　抗精神病薬の副作用

1）投与初期から起こる副作用
（1）錐体外路症状
　a）パーキンソン症状
　b）急性ジストニア
　c）アカシジア（静座不能症）
　＊上記の錐体外路性副作用には、抗コリン性抗パーキンソン薬（トリヘキシフェニジール、ビペリデンなど）が有効である。
（2）自律神経症状：鼻閉、口渇、便秘、起立性低血圧
（3）薬物アレルギー
（4）悪性症候群
（5）鎮静催眠作用

2）長期連用による副作用
（1）肥満、乳汁分泌、月経障害などの内分泌障害
（2）遅発性ジスキネジア
（3）水中毒
（4）欠陥症候群

　また錐体外路性副作用の中には、急に筋肉の緊張が亢進して、眼球が上を向いてしまったり、頸が曲がってしまったりする急性ジストニア、足がむずむずしてあたりを歩きまわりたくなるアカシジア（「静座不能症」と訳します）なども含まれます。アカシジアが起こると患者さんの落ち着きがなくなるため、よく精神症状の悪化と間違えられます。

　これらの錐体外路性副作用に対しては、抗コリン性抗パーキンソン薬（アセチルコリン受容体遮断薬）という薬剤を副作用止めとして投与します。これらにはトリヘキシフェニジール（商品名アーテン）やビペリデン（商品名アキネトン）があります。

　以上の副作用は急性に薬剤を使用したときに生じるもので、薬剤投与を中止すると消失しますが、長期にわたって抗精神病薬を服用して生じる遅発性ジスキネジア（口のまわりがもぐもぐと動くなどの自分の意思では抑えられない運動）は薬剤を中止しても持続する厄介な副作用です。

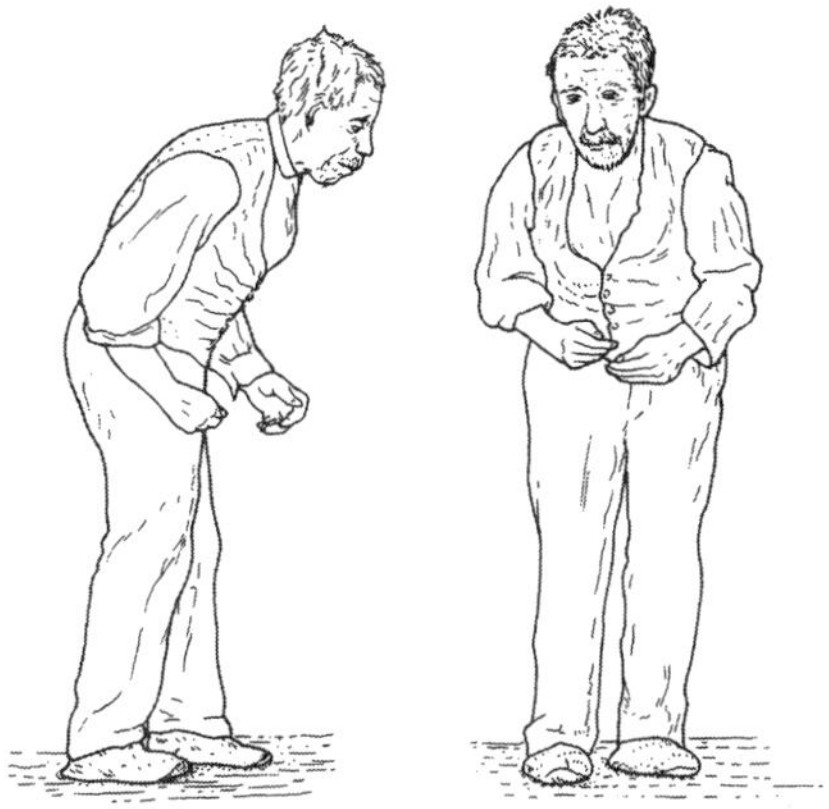

やや前屈みとなり、足をするような歩き方になる。脳内ドーパミンによる神経伝達がうまくいかなくなるとパーキンソン症状を起こす。パーキンソン症状を起こす原因は、特発性パーキンソン病、従来型抗精神病薬の副作用、脳炎後遺症などがある。[Gowers, 1893]

■図4-1　パーキンソン症状の患者の特徴的な姿勢

c　その他の副作用

鎮静が強すぎるための眠気、起立性低血圧、便秘などの自律神経症状もよく見かける副作用です。精神病院に長期入院されている患者さんの中には、薬の副作用に加えて運動不足なども加わる結果、強い便秘が長引き、ついには腸閉塞にまでなることがあります。

また稀ですが、筋肉の緊張が強く亢進するとともに、普通の解熱薬では下がらないような高熱を出し、放置すると死亡することがある「悪性症候群」と呼ばれる副作用が出現することがあります。

食欲が出て肥満になったり、血液中のプロラクチンというホルモンが増えて、特に女性で妊娠もしていないのに乳汁分泌や月経停止が生じることがあります。

口渇の結果、水をがぶ飲みして水中毒にまでなることもあります。

また皮膚や網膜の色素沈着を生じることとあり、女性の患者で色黒になったと悩んでいる方もいます。

欠陥状態とは慢性期の統合失調症で陰性症状（感情鈍麻、自発性低下など）の目立つ状態を指しますが、このような状態が抗精神病薬の副作用で生じている場合があります。これを「抗精神病薬による欠陥症候群」といいます。過剰鎮静ともいえる状態であり、抑うつ、不快気分なども生じることがあります。具体的には「頭がぼんやりする」「集中力が落ちた」などの訴えがみられます。

抗精神病薬にはこのような副作用があるために、患者さんが退院して自分で服薬を管理するようになったときに、薬への不信感から服薬を中断してしまい、結果として再発を多くしてしまうということが問題視されていました。

d　非定型抗精神病薬と副作用

しかし、最近の非定型抗精神病薬（リスペリドン、オランザピン、クエチアピン、ペロスピロンなど）といわれる薬剤は、錐体外路性副作用を生じにくく、患者さんには服用しやすい薬剤であるといわれています。非定型抗精神病薬という名前は、従来から使用されてきたハロペリドールとは異なり錐体外路性副作用が少ないという点で、やや毛色が異なった薬であるといった意味合いです。これに対して、ハロペリドールのように従来から使用され、抗精神病効果もあるが錐体外路性副作用も生じやすい薬を定型抗精神病薬あるいは従来型抗精神病薬といいます。

欧米などの統合失調症の治療指針では、第一選択薬として非定型抗精神病薬が指定されています。つまり現在では特別な場合を除いて、統合失調症にはまず非定型抗精神病薬を処方すべきであるということです。非定型抗精神病薬には錐体外路性副作用が少ないので、抗コリン性抗パーキンソン薬投与は必要ではありません。

わが国では、比較的軽症の統合失調症にベンザミド系のスルピリドが、錐体外路性副作用が少なく、よい治療効果を得られるとの意見もあります。事実、以前はスルピリドのことを非定型抗精神病薬と呼んでいた時期もありました。

今後はわが国でも従来型抗精神病薬の使用は減少し、非定型抗精神病薬の使用が増加していくことが予想されています。しかし、非定型抗精神病薬にも副作用がないわけではありません。例えばオランザピンには食欲増進、肥満を起こす作用が強いと指摘されており、糖尿病には使用すべきではないとされています。クエチアピンも糖尿病には使用してはならないことになっています。

3 抗精神病薬の作用メカニズム

それでは、これら抗精神病薬の脳の中における作用メカニズムはどこにあるのでしょうか。そして、そのことが治療効果や副作用とどのように関係するのでしょうか。

(1) レセルピンの作用メカニズム

現在はほとんど使用されなくなったレセルピンは、ノルアドレナリン、ドーパミン、セロトニンという重要な三種類のモノアミンすべてに作用します（図4-2）。前にシナプスの働きのところ（37ページ 図3-6）で、神経伝達物質はシナプス前部神経終末内に数多く存在するシナプス小胞といわれる袋に貯えられていると述べました。シナプス小胞にもトランスポーター（運び屋）があって、伝達物質はここを通って小胞内に貯蔵されます。レセルピンはシナプス小胞のモノアミントランスポーターの働きを邪魔して、小胞内へのモノアミンの取り込みを邪魔するのです。すると、モノアミンは神経終末内のモノアミン酸化酵素によって分解されてしまい、神経細胞内でのモノアミン貯蔵ができなくなり、その結果、脳内モノアミンの量が激減します。このようにして、レセルピンは脳内の三種類のモノアミン（ノルアドレナリン、ドーパミン、セロ

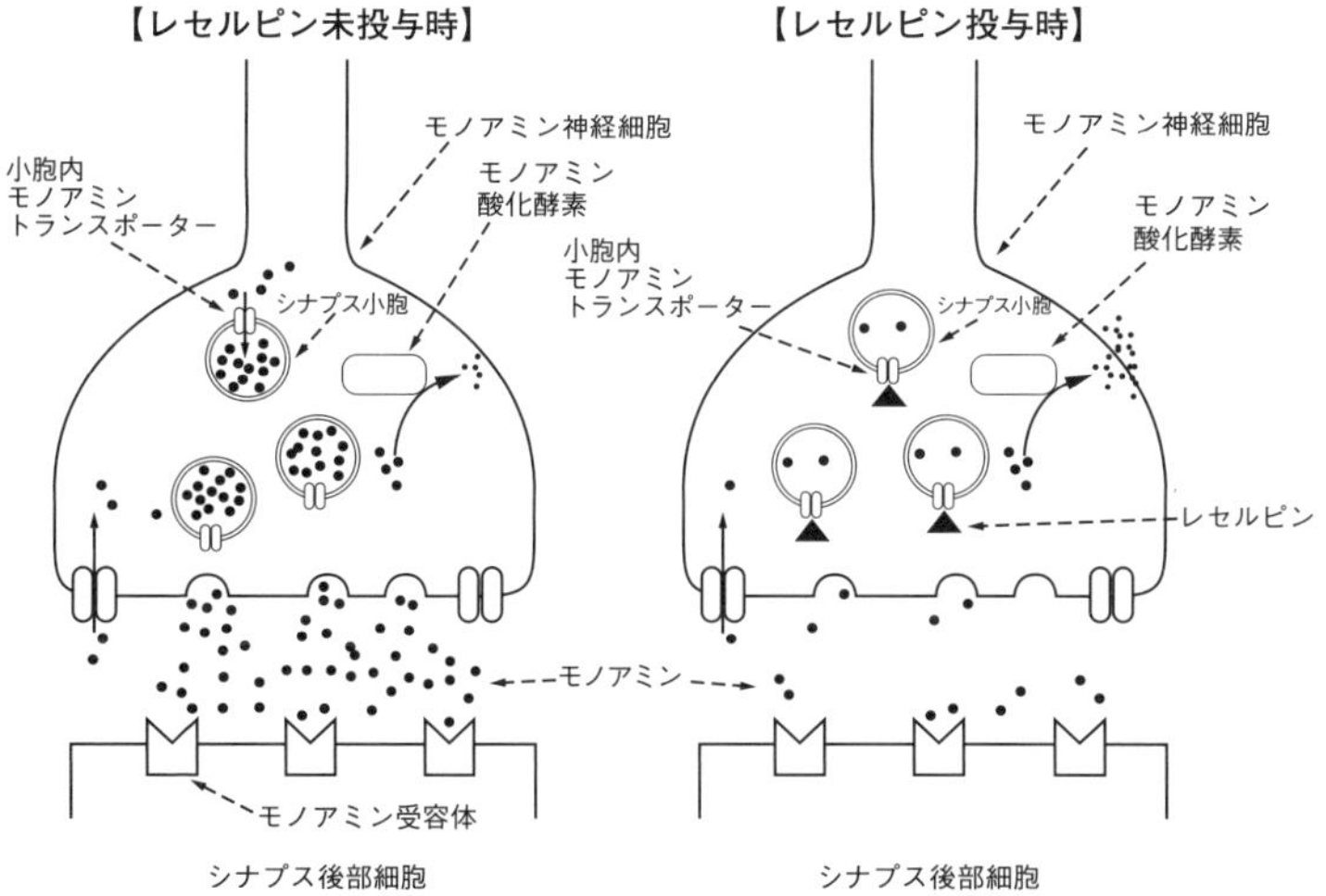

抗精神病薬でもあり降圧剤でもあったレセルピンは、モノアミン（ノルアドレナリン、ドーパミン、セロトニン）作動性神経終末内のシナプス小胞のトランスポーターをふさぎ、小胞内へのモノアミン取り込みを妨げる。モノアミンは神経終末内のモノアミン酸化酵素によって分解され、脳内モノアミン量はレセルピン投与によって激減する。このようにしてレセルピンはモノアミンによる情報伝達を妨げる。──►はモノアミンの移動する方向を示す。

■図4-2　レセルピンの作用

トニン）による神経伝達を妨げると考えられます。

(2) 大多数の抗精神病薬の作用メカニズム

a D2ドーパミン受容体遮断

しかし、レセルピン以外の大多数の抗精神病薬は共通して、脳内の重要な神経伝達物質であるドーパミン受容体（その中でもD2受容体と呼ばれるタイプ）の遮断作用を有していることが明らかになっています。

つまりレセルピン以外の抗精神病薬は共通して、ドーパミンを受け取るD2ドーパミン受容体に結合する力を有しており、ドーパミンの代わりにその受容体に結合して、ドーパミンによる神経伝達を妨げ

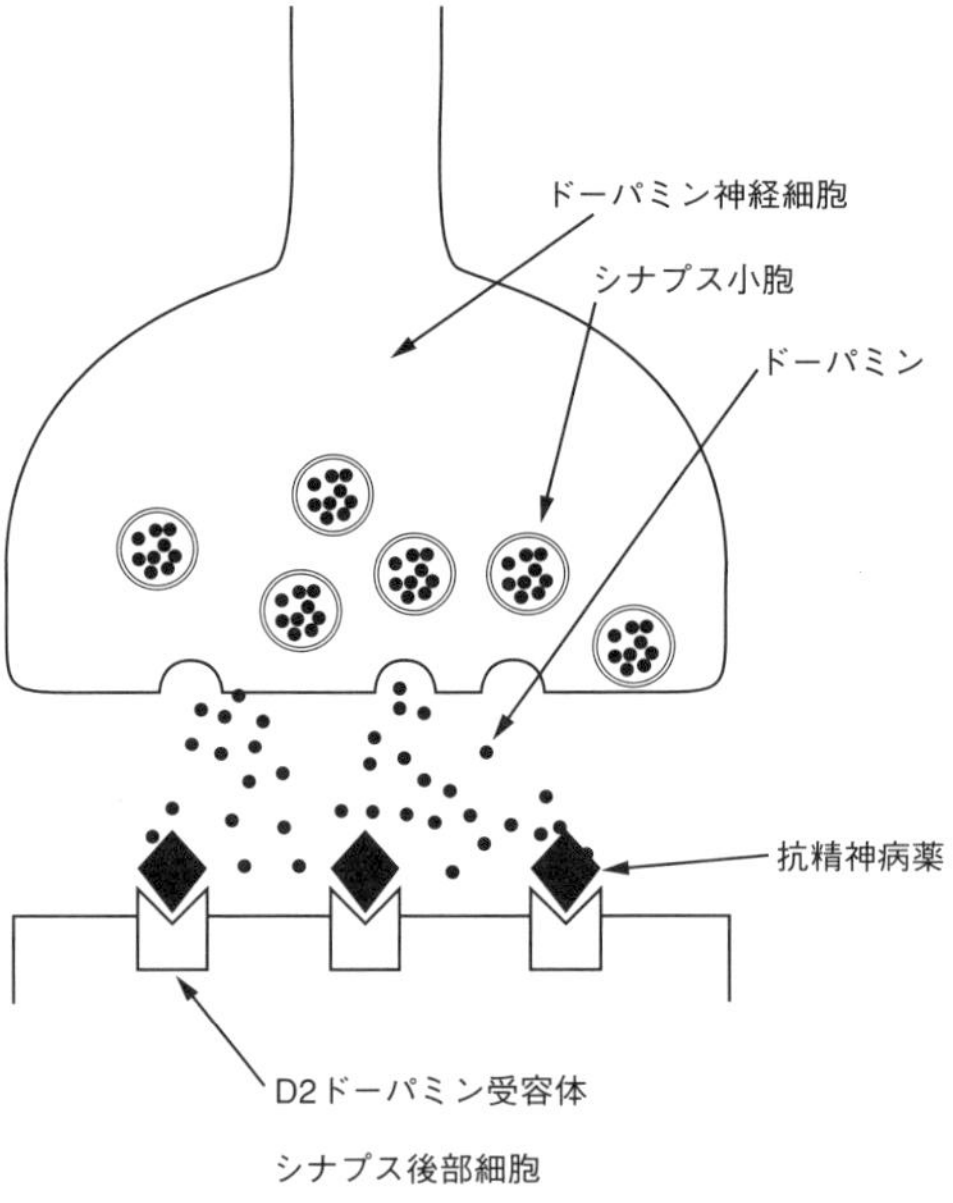

抗精神病薬はシナプス後部のD2ドーパミン受容体に結合して、それへの拮抗作用をもっている。つまりドーパミンの情報伝達を妨げる。

■図4-3　抗精神病薬とドーパミン受容体

てしまいます。このように受容体に結合して神経伝達物質の作用を妨げてしまうように作用する薬物を「拮抗薬」といいます。つまり抗精神病薬はD2ドーパミン受容体の拮抗薬なのです（図4-3）。

b　カールソンとシーマンの業績

抗精神病薬が脳内ドーパミン受容体遮断作用を有していることを予測したスウェーデンの薬理学者のカールソンは二〇〇〇年度のノーベル医学・生理学賞を受賞しています。抗精神病薬はドーパミン受容体以外にもいろいろな受容体に結合するものが多いのです。これは多くの薬に共通していえることで、むしろ一種類の受容体だけに結合する薬のほうが稀であるといってもよい状況です。一種類の受容体だけに結合する薬をその受容体に対して選択性をもっているという言い方をします。一九五二年に抗精神病効果が見出され、抗精神病薬の端緒となったクロールプロマジンは、元来、抗ヒスタミン薬系統の薬剤であり選択性はなく、さまざまな薬理作用を併せもっており、どの作用が抗精神病効果と関連しているのかわかりませんでした。カールソンはそのような状況の中で、一九六三年というかなり初期の段階での実験で、抗精神病薬の作用はドーパミン受容体遮断作用であると予測したのです。抗精神病薬の作用がD2ドーパミン受容体遮断作用であることは、その後、カナダのシーマンらによって直接的に証明されました。

c 脳内のドーパミン作動系

脳内のドーパミンを伝達物質として使用している神経細胞群をドーパミン作動系と呼びますが、脳内のかなり限られた場所に複数存在しています（**図4-4**）。中脳の黒質《こくしつ》という部分に神経細胞体があり、神経終末が線条体《せんじょうたい》という大脳基底核に投射している黒質線条体路は運動機能の調節に関与しています。同じ中脳でも、腹側被蓋野《ふくそくひがいや》という部分に細胞体があり、側坐核《そくざかく》という辺縁系に投射している中脳辺縁路や前頭葉に投射している中脳皮質路は精神活動と関係していると考えられます。また視床下部にある隆起漏斗系《りゅうきろうとけい》からのドーパミンは、下垂体細胞からのプロラクチンというホルモン放出を抑制しています。

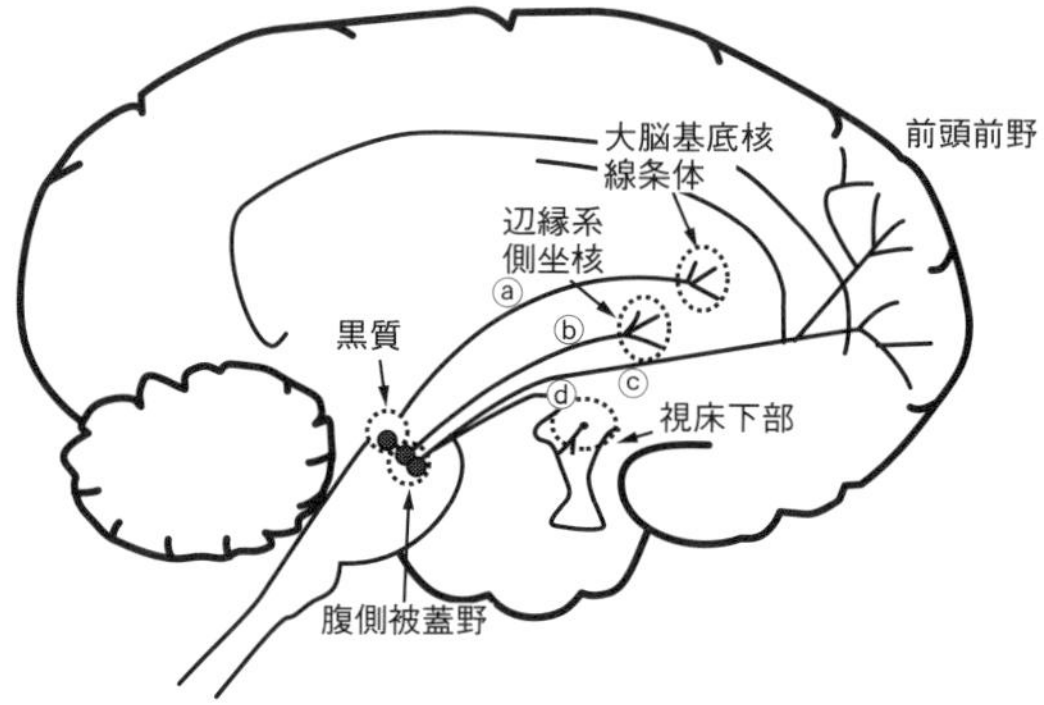

脳内でドーパミンを神経伝達物質として用いている経路には4つある。

ⓐ：黒質線条体路は脳幹にある黒質から大脳基底核に投射し、錐体外路系の一部で運動機能の調整を行う。

ⓑ：中脳辺縁路は中脳腹側被蓋野から側坐核（辺縁系の一部）に投射し、この経路のドーパミンが過剰になると統合失調症の陽性症状を生じるものと思われる。

ⓒ：中脳皮質路は中脳腹側被蓋野から前頭前野に投射している。この経路のドーパミン系機能が低下すると統合失調症の陰性症状を生じるとの可能性が指摘されている。

ⓓ：視床下部にあるドーパミン系はプロラクチンというホルモン分泌を調整している。

■図4-4　脳内ドーパミン神経系[(2)]

d　黒質線条体路とパーキンソン症状

抗精神病薬が黒質線条体路のD2ドーパミン受容体を遮断すると、パーキンソン病によく似た錐体外路性副作用が生じます。

線条体の中でドーパミン神経細胞の一部はアセチルコリンを神経伝達物質としている細胞とシナプス結合をしていると考えられています（図4-5）。このアセチルコリン細胞にあるD2ドーパミン

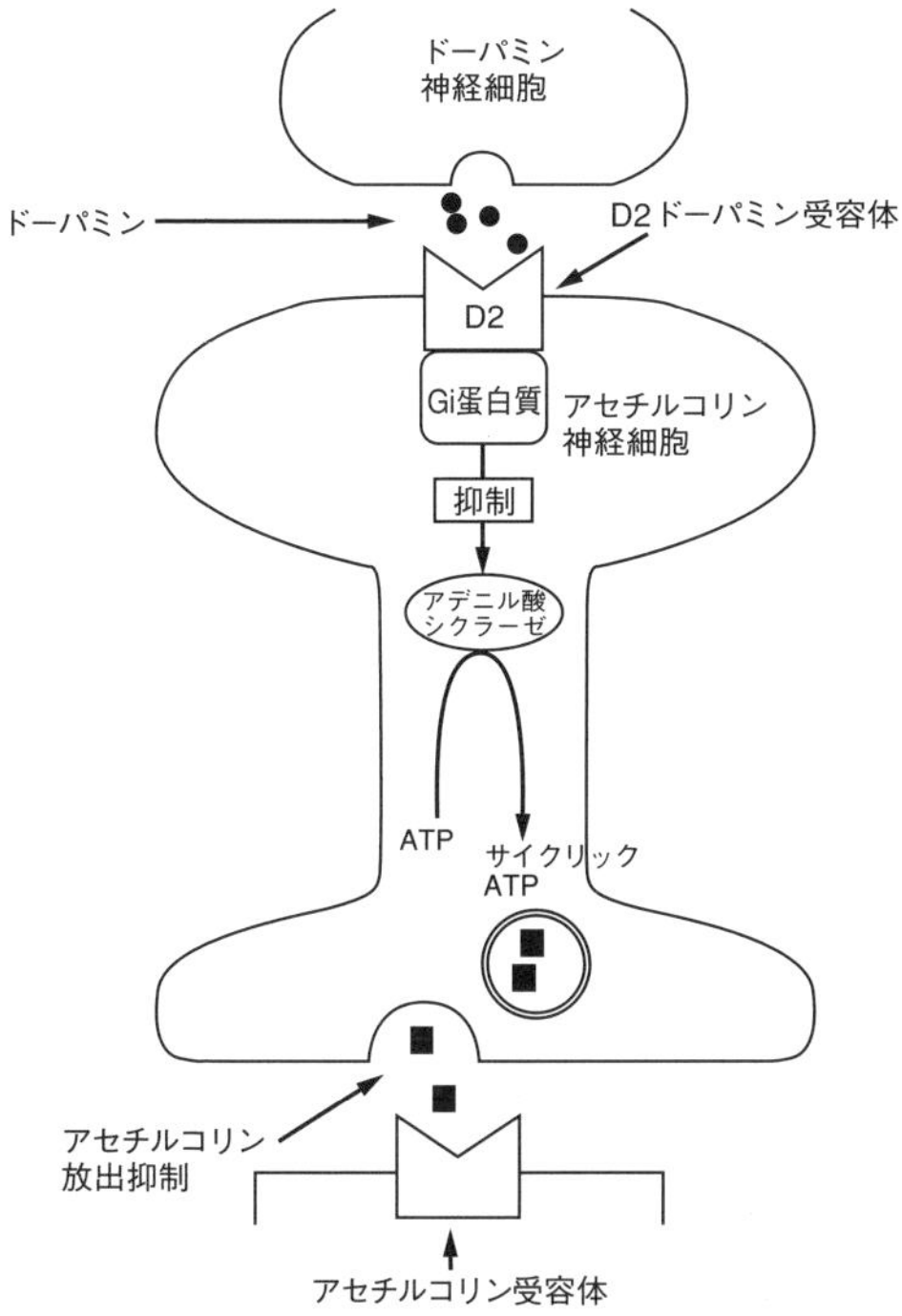

線状体と呼ばれる大脳基底核内には、アセチルコリンを伝達物質として用いている神経細胞がある。ドーパミンを伝達物質として用いている黒質線条体系細胞の神経終末は、このアセチルコリン細胞とシナプス結合している。アセチルコリン細胞体上のD2ドーパミン受容体がドーパミンで刺激されると、Gi蛋白質を介してサイクリックAMPが減少し、アセチルコリン放出が抑制される。何らかの原因（ドーパミン神経細胞の変性消失、抗精神病薬によるD2ドーパミン受容体遮断など）でドーパミンによる神経伝達が悪くなると、アセチルコリンの放出が線状体内で増える。それがパーキンソン症状を引き起こす。

■図4-5　線状体内のドーパミン細胞とアセチルコリン細胞の関係

受容体がドーパミンで刺激されると、Gi蛋白質を仲介してアデニル酸シクラーゼという酵素が抑制され、サイクリックAMPが減少し、アセチルコリンの分泌に抑制がかかると思われます。もしも抗精神病薬によって線条体のD2ドーパミン受容体が遮断されてしまうと、アセチルコリンの分泌は亢進します。線条体の中ではドーパミンとアセチルコリンがうまくバランスを保っていることが運動機能の調節には大切であるとされています。ドーパミンの機能が落ちてアセチルコリンの機能が増加した状態のときに、パーキンソン症状が出現すると考えられています。そのような場合に、アセチルコリン機能をあえて低下させて、すでに低下しているドーパミン機能とのバランスを回復させるとパーキンソン症状が回復するのです。したがって抗コリン性抗パーキンソン薬（アセチルコリン受容体遮断薬）というアセチルコリンの機能を抑える薬を使用すると、抗精神病薬によるドーパミン受容体遮断によってドーパミン機能が低下して起きるパーキンソン症状は改善するのです。

悪性症候群という抗精神病薬の副作用の中でも最も恐ろしい副作用も、ドーパミン受容体遮断の影響が考えられています。悪性症候群の治療薬として、ドーパミン受容体に結合してその作用を増加させる薬、すなわちドーパミン作動薬であるブロモクリプチン（商品名パーロデル）が使われます。

e 抗精神病薬とプロラクチン分泌

視床下部と下垂体との間には、門脈という血管があります。視床下部から分泌されるさまざまな物質は、その血管内を通って下垂体に到達し、それらがさらに下垂体から全身に分泌されるいろいろなホルモン分泌をコントロールしています。視床下部にある隆起漏斗系からはドーパミンが分泌されており、下垂体にはそれを受け取るD2ドーパミン受容体があります（図4-6）。そのD2ドーパミン受容体がドーパミンによって刺激されると、Gi蛋白質を仲介してアデニル酸シクラーゼを抑制し、プロラクチンというホルモンの分泌が抑制されます。抗精神病薬が下垂体のD2ドーパミン受容体を遮断すると、下垂体細胞からのプロラクチン放出が増加してきます。事実、抗精神病薬を服用している統合失調症患者の血中プロラクチン濃度は増えていることが多いのです。そして血中の

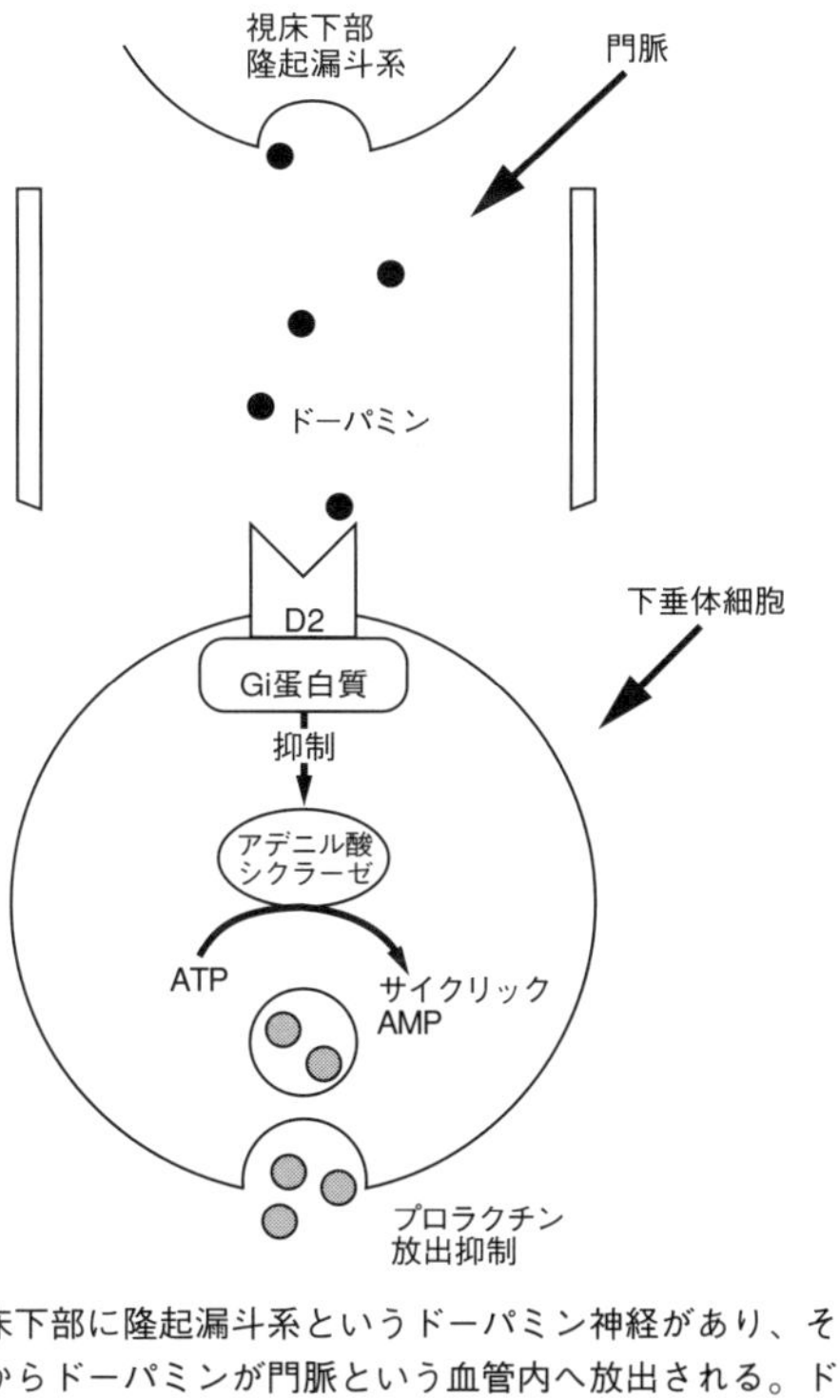

視床下部に隆起漏斗系というドーパミン神経があり、そこからドーパミンが門脈という血管内へ放出される。ドーパミンは下垂体細胞上のD2ドーパミン受容体に結合し、それが下垂体細胞からのプロラクチンというホルモン分泌を抑制するように作用している。

■図4-6　下垂体ホルモンとドーパミン

プロラクチン濃度が増加するとその作用で内分泌的副作用（乳汁分泌、無月経）を生じます。

f　中脳辺縁路と抗精神病効果

さらに中脳辺縁路のドーパミン受容体が抗精神病薬により遮断されることが、幻覚や妄想といった統合失調症の陽性症状を改善する肝心の抗精神病効果と関連しているものと思われます（**表4-1**、**図4-4**）。

このことは最近の陽電子放射断層撮影（PET; positron emission tomography）を使用した研究で確実なものになってきました（**図4-7**）。PETを使うと、人間の脳内のD2ドーパミン受容体を画像化して見ることができます。抗精神病薬を投与してその投与量

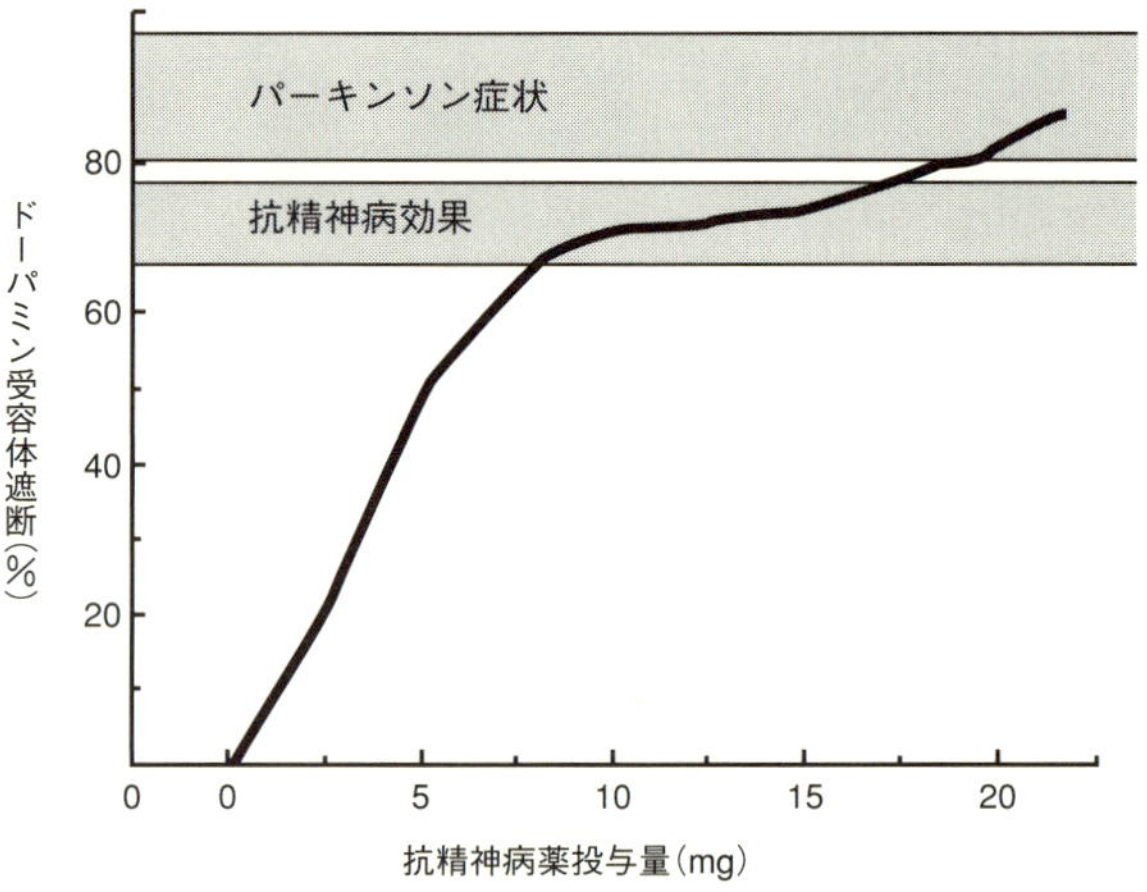

横軸に従来型抗精神病薬の投与量をとり、縦軸にPETで調べた薬による脳内ドーパミン受容体占有率をとる。患者への抗精神病薬投与量を増やしていくと、脳内ドーパミン受容体が薬で占められていく。ドーパミン受容体が70％くらい抗精神病薬で占められると、抗精神病作用（幻覚妄想の改善）が出現する。

■図4-7　PETによるドーパミン受容体占有と臨床効果

を増加させていくと、脳内のD2ドーパミン受容体が徐々に抗精神病薬によって占有されていく像を見ることができます。多くの統合失調症患者の場合、D2ドーパミン受容体が六〇～七〇％程度占有された時点で、すでに抗精神病効果が生じてきます。それ以上投与量を増加させてD2ドーパミン受容体占有を増やしていき、八〇％以上占有されると、むしろパーキンソン症状のような錐体外路性副作用が生じてきます。最近の考えでは、従来型の抗精神病薬投与にあたっては、必要以上に投与量を増やしても副作用のみが生じて、患者の生活の質（ＱＯＬ）を悪化させるのでよくないとの考えになってきています。

g　レセルピンとドーパミン

このように抗精神病薬の作用メカニズムはドーパミン受容体を遮断して脳内ドーパミン系の機能を抑えることであると考えると、その抗精神病効果や一部の副作用の生じる原因をよく説明することができます。

前に、レセルピンはドーパミン受容体遮断作用はなく、脳内の三種類のモノアミン（ノルアドレナリン、ドーパミン、セロトニン）を減少させてモノアミンによる神経伝達を妨げていると述べました（**図4-2**）。レセルピンは抗精神病作用を有するとともに、副作用としてパーキンソン症状も生じるところは、他の抗精神病薬と同じです。レセルピンが中脳辺縁系のドーパミンを減少させることが抗精神病効果と関係し、黒質線条体系のドーパミンを減少させることがパーキンソン症状を生じることと関連するのでしょう。レセルピンの副作用としては、パーキンソン症状に加えて、うつ症状を起こすことも知られています。このことについては、うつ病とその治療薬の項目でまた述べます。

(3) 抗精神病薬とさまざまな伝達物質受容体との関連

ところで、抗精神病薬は、ドーパミン受容体以外のさまざまな神経伝達物質受容体に結合することがあります。そのような効果が、抗精神病薬の効き方の違いや副作用と関係してきます。

前述したように、抗精神病薬は自律神経系の副作用を起こしやすいものがありますが、これは抗精神病薬の一部が自律神経系に関係している受容体遮断作用をもっていることが原因になっています。

自律神経とは人間の意思と関係なく内臓の動きを調節している神経系です。胃や腸などの消化器、肺や気管支などの呼吸器、心臓などの循環器はみな自律神経という神経の支配を受けています（**図4-8**）。自律神経は副交感神経と交感神経の二つに大別され、この二つの神経系が多くの臓器を二重に支配しています。副交感神経の末端からはアセチルコリンが分泌され、交感神経の末端からはノルアドレナリンが分泌されています。副交感神経は一般に身体が休息し、また食物を摂取しているときに活発になります。すなわち血圧、心拍は低下し、消化器の動きは活発になります。排泄も副交感神経によって生じます。交感神経はこれに反し、外からの危機にさらされたときなどに活性化され、闘争か逃走（fight or flight）を行うために活動します。血圧は上がり、動悸がし、消化器の動きや排泄は抑えられます。このような自律神経の中枢は脳の中の視床下部というところにあります。

　抗精神病薬の中でもクロールプロマジンやレボメプロマジンはアルファー1アドレナリン受容体を遮断してノルアドレナリンの作用を邪魔する力が強く、そのためノルアドレナリンによる血圧上昇作用が妨げられて、起立性低血圧という副作用を生じやすいのです。しかし脳内のアルファー1アドレナリン受容体遮断作用が強いことが、興奮に対する鎮静作用として有利に作用していると思われます。チオリダジンという抗精神病薬はアセチルコリン受容体遮断作用が強いので、抗コリン性抗パーキンソン薬を併用していることと同等の効果をも

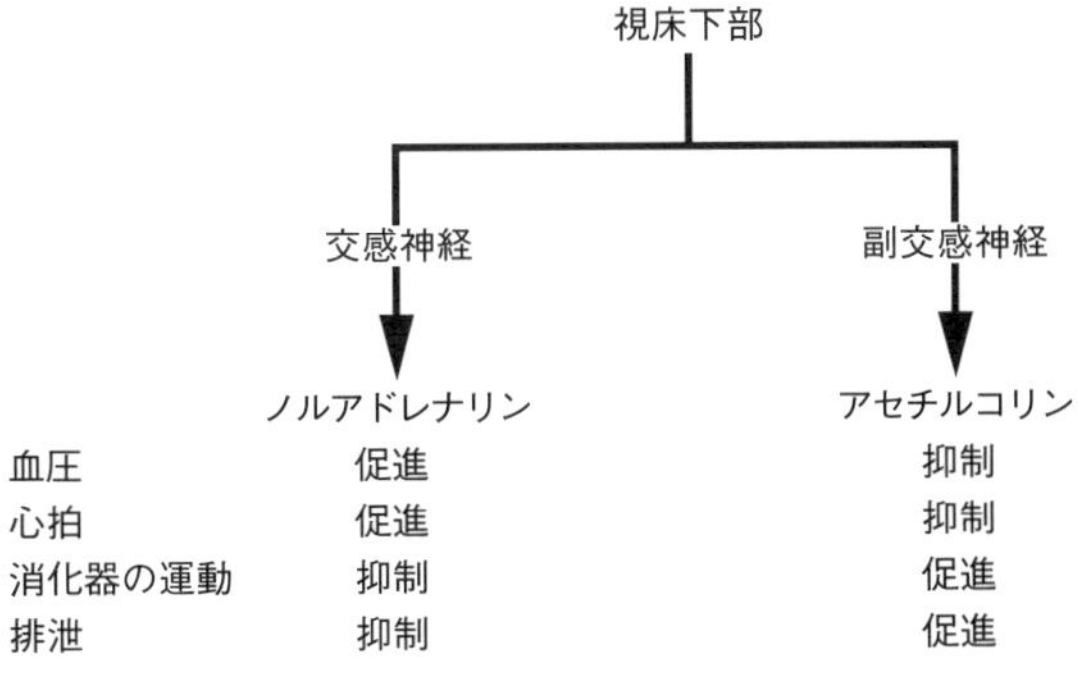

視床下部に内臓の働きを支配する自律神経の司令塔がある。交感神経は生体が興奮し活動しているときに、副交感神経はリラックスしているときに活発となる。

■図4-8　自律神経のしくみ

つこととなり、錐体外路性副作用を生じにくいといわれます。しかし、アセチルコリンは副交感神経の神経伝達物質として重要な働きをもっています。したがってアセチルコリン受容体遮断作用の強いことは、副交感神経の機能が抑えられて、その結果、便秘、口渇、排尿障害などの副作用を生じやすいことになります。

(4) 非定型抗精神病薬について

大多数の統合失調症患者は抗精神病薬により、かなり症状をコントロールできますが、なかには薬剤にほとんど反応しない、いわゆる治療抵抗性統合失調症患者といわれる人たちが二〇％程度は存在します。また、抗精神病薬により幻覚、妄想、滅裂思考などのいわゆる陽性症状は軽快しても、意欲が低下し、社会的引きこもりが目立ち、職に就けず、自宅でぼんやりと一日を過ごしているといった陰性症状は、薬剤により反応しにくいのが現状です。

a 非定型抗精神病薬の原型としてのクロザピン（**表4-4**）

前に、最近は従来の薬に比べて錐体外路性副作用を起こしにくい非定型抗精神病薬を統合失調症治療に使用することが多いと述べました。リスペリドン、オランザピン、クエチアピン、ペロスピロンがこの系統の薬（**表4-2**）ですが、これらは最近開発されたものです。

しかし、非定型抗精神病薬と呼ばれる薬にはかなり以前から使用されているものがあり、例えばクロザピンやスルピリドなども錐体外路性副作用が少ないので、昔から非定型抗精神病薬と呼んできました。この中で、特にクロザピンという薬が世界的に注目されています。

クロザピンはすでに一九七〇年頃に開発されていながら、時に顆粒球という白血球の一種を減少させる重大な副作用を生じるために、長いこと使用されていませんでした。白血球は体内に侵入する病原体に対する抵抗作用をもっています。白血球が減少すれば人間は免疫力がおちて、感染症にかかり死んでしまいます。

しかし、一九八八年に、クロザピンは錐体外路性副作用を起こしにくいことに加えて、従来の抗精神病薬があまり有効ではない陰性症状や治療抵抗性の患者にも有効性があると米国で報告されて以来、注目されるようになりました。錐体外路性副作用が少ないことに加えて、陰性症状や治療抵抗性患者にも有効性があるとされるクロザピンのような優れた臨床効果を発揮する薬剤を非定

■表4-4　従来型（定型）抗精神病薬および非定型抗精神病薬の比較

		従来型抗精神病薬	非定型抗精神病薬
	原型	ハロペリドール	クロザピン
臨床効果	陽性症状	有効	有効
	陰性症状	無効	有効
	治療抵抗性統合失調症	無効	有効
	錐体外路性副作用	有り	無し
薬理学	作用するドーパミン系	黒質線条体系 中脳辺縁系	中脳辺縁系 中脳皮質系
	受容体	ドーパミンD2	セロトニン2A

型抗精神病薬と呼ぶという考え方が広がるようになってきています。

このような優れた治療効果が知られるようになったため、欧米などでは治療抵抗性の統合失調症患者に限って、白血球数を定期的に検査することを条件にクロザピンの使用が許可されるようになっています。しかし、日本では残念ながら、まだ使用許可が出ていません。

当然のことながら、各製薬会社は白血球減少を起こさないようなクロザピンに続く新たな非定型抗精神病薬の開発に力を入れるようになりました。そのような努力のもとに開発されてきた薬剤が、新しい非定型抗精神病薬であるリスペリドン、オランザピン、クエチアピン、ペロスピロンであったわけです。

ところで、クロザピンのような非定型抗精神病薬は脳内のどこに作用しているのでしょうか。クロザピンは実はドーパミン受容体遮断作用があまり強くないのですが、それ以外のいろいろな神経伝達物質受容体に結合する性質をもっているために、どの作用がクロザピンの独特な薬理効果と関係しているのかはっきりとわからないのです。しかし、一つの有力な説に、クロザピンはセロトニンの受容体（セロトニン2A受容体）を強く遮断するので、このことがクロザピンの作用メカニズムに大切ではないかとの考えがあります。

そのような考えのもとに、ドーパミン受容体遮断に加えてセロトニン受容体遮断作用を強力にした薬剤が開発されており、そのような薬剤を「セロトニン・ドーパミン拮抗薬」と呼んでいます。

実は新しい非定型抗精神病薬であるリスペリドン、オランザピン、クエチアピン、ペロスピロンは、このような系統の薬剤です。

b　セロトニン・ドーパミン拮抗薬の作用メカニズム

それでは、セロトニン・ドーパミン拮抗薬は、どのような作用メカニズムで統合失調症に対して優れた治療効果を発揮していると考えられているのでしょうか。

図4-9に、セロトニン神経細胞とドーパミン神経細胞との関係を図示しました。

脳内のセロトニン神経細胞は、ドーパミン神経細胞からのドーパミン分泌を抑制していると思われます。したがってセロトニン受容体拮抗作用の強い薬剤は、ドーパミン分泌を促進すると考えられています。そのため、非定型抗精神病薬のセロトニン受容体遮断作用は、黒質線条

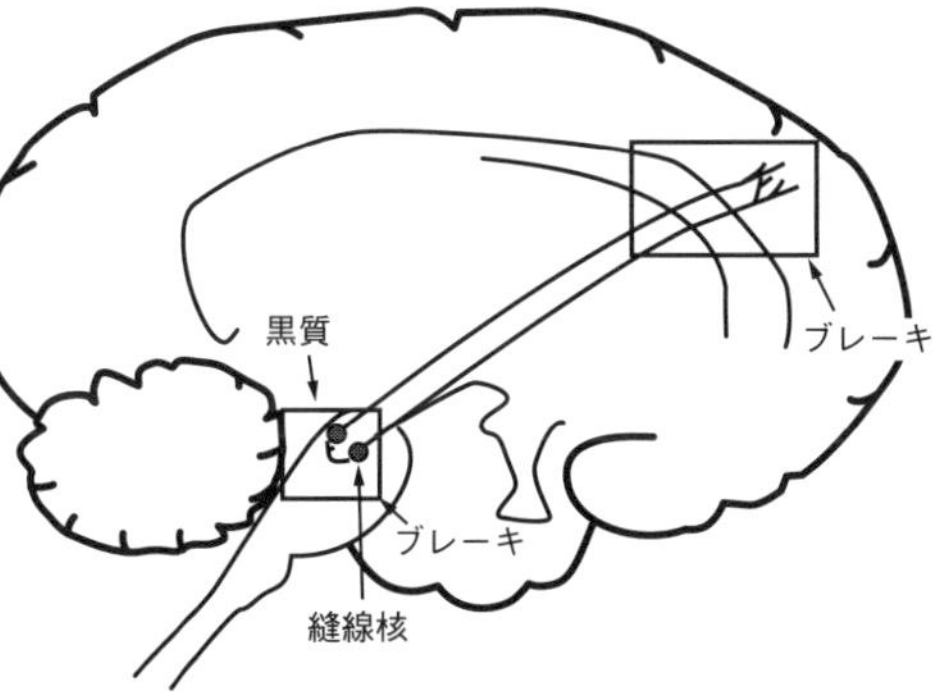

セロトニン神経系は、ドーパミン神経系に細胞体部分と神経終末部分の両部位において抑制をかけている。したがってセロトニン受容体拮抗作用のある薬剤は、ドーパミン神経系の活性化を生じる。脳幹の黒質に神経細胞体があるのがドーパミン神経であり、脳幹の縫線核《ほうせんかく》に神経細胞体があるのがセロトニン神経である。

■図4-9　セロトニン神経とドーパミン神経の関係(2)

体路のドーパミン系においてはドーパミン放出を促進し、それが黒質線条体路でのドーパミン受容体遮断を緩和して、パーキンソン症状などの錐体外路性副作用を少なくさせていると思われます。

つまり非定型抗精神病薬は、中脳辺縁ドーパミン路を選択的に遮断して抗精神病効果を発揮しますが、黒質線条体ドーパミン路の遮断作用は弱いので錐体外路性副作用は少ないのでしょう。しかし、従来型抗精神病薬は中脳辺縁ドーパミン路と黒質線条体ドーパミン路の両方を強く遮断する作用があり、抗精神病作用を発揮するとともに錐体外路性副作用も生じやすいのです。

ところでクロザピンのドーパミン受容体遮断作用はかなり弱いのですが、全く欠如しているわけではありません。重要なことは、すべての抗精神病薬は従来型であれ非定型であれ、やはりドーパミン受容体遮断作用を有しているということであり、ドーパミン神経伝達の阻害作用を欠く薬物で臨床的に抗精神病効果を有している薬物はいまだに存在しません。したがって、陽性症状（幻覚、妄想）という最も顕著な精神病症状の改善には、おそらく中脳辺縁ドーパミン系におけるドーパミン受容体遮断が必要であると思われます。

このことから、中脳辺縁系のドーパミン活性が増加することが統合失調症の陽性症状を引き起こす原因であるとの考えが有力になっています（**表4-1**、**図4-4**）。

c　スルピリドの作用メカニズム

なお、セロトニン・ドーパミン拮抗薬以外で非定型的性質を有している薬剤も存在します。スルピリドというベンザミド系の抗精神病薬は、ドーパミン受容体以外の神経伝達物質受容体には全く結合しません。このような性質を指して、スルピリドはドーパミン受容体への選択性を有しているといいます。

ところがスルピリドはセロトニン受容体に全く結合しないにもかかわらず、錐体外路性副作用を生じにくいという非定型的性質をもっています。スルピリドはドーパミン受容体の選択的拮抗薬ですが、ドーパミン受容体への親和性（くっつきやすさ、結合する力）は比較的弱いのです。錐体外路系ではもともとそこに存在するドーパミン放出量が多いので、スルピリドはこの部位ではドーパミン受容体をめぐってのドーパミンとの競り合いに負けて、受容体遮断を引き起こしにくくなり、そのため錐体外路性副作用を生じにくいのだと思われます。しかし錐体外路系以外の中脳辺縁路などではドーパミン放出量が比較的少ないので、スルピリドはこの部位ではドーパミンとの競り合いに勝って、ドーパミン受容体遮断作用をもち、抗精神病効果を発揮するのでしょう。

なお、セロトニン・ドーパミン拮抗薬に属する非定型抗精神病薬もスルピリドと同じようにドーパミン受容体への親和性（くっつきやすさ）が弱い傾向があるので、そのことだけで錐体外路性副作用が少ないことを説明でき、セロトニン受容体遮断作用は重要ではないとする意見もあります。

d　中脳皮質ドーパミン系と陰性症状

一方、中脳皮質系のドーパミン機能が低下すると統合失調症の陰性症状（感情鈍麻、意欲低下）を起こすという考えがあります（**表4-1、図4-4**）。以前から、統合失調症の慢性期で陰性症状の目立つ患者は前頭葉損傷を受けた患者の症状によく似ているなど、前頭葉機能低下を示唆する所見が目立つといわれています。

前頭葉、特にその前の部分の前頭前野と呼ばれる部分は、意欲、創造、計画といった人間らしい高等な精神活動を営んでいる場所であるといわれています。そこでセロトニン拮抗作用の強い薬は、中脳皮質系のドーパミン機能を増加させることにより、意欲低下などの陰性症状改善効果を生じるとも考えられます。

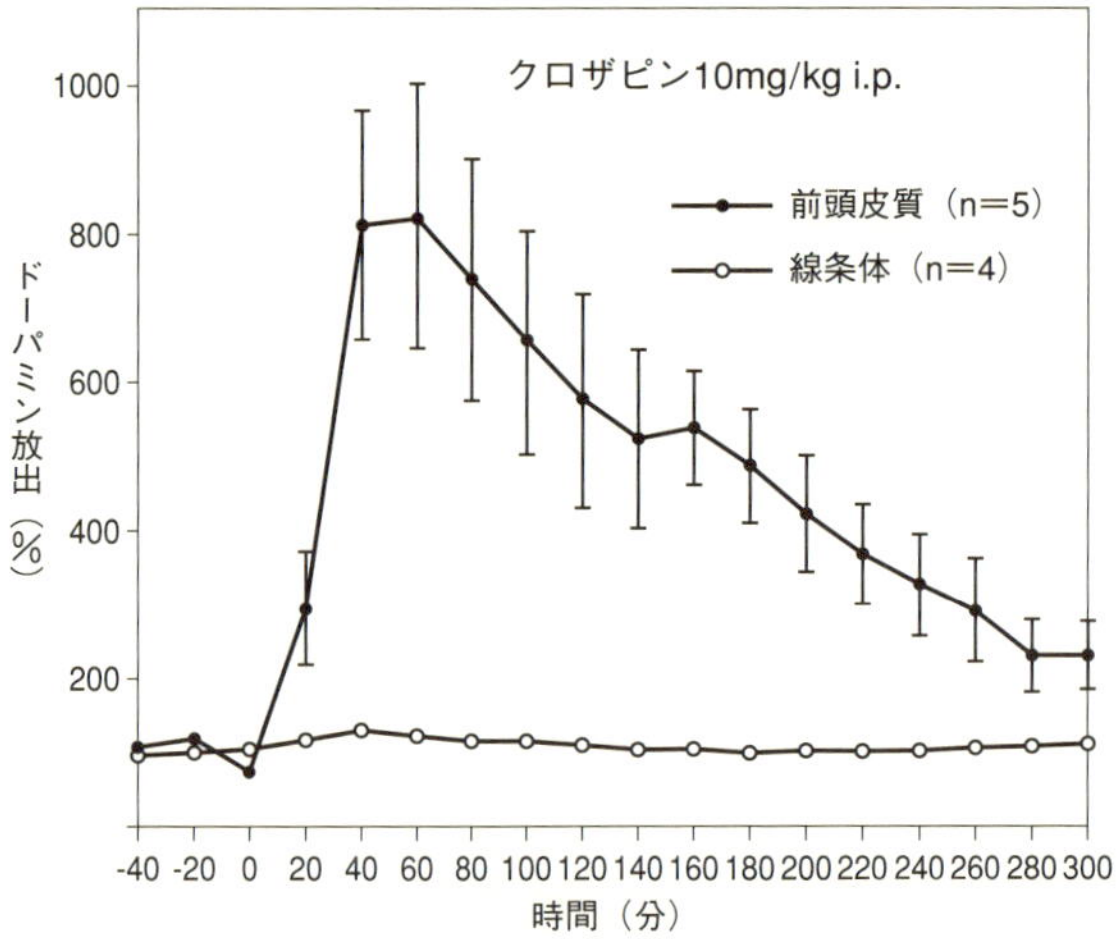

ネズミにクロザピンという非定型抗精神病薬を腹腔内（i.p.）注射すると、線条体（大脳基底核）ではドーパミン放出に変化はないが、前頭皮質でのドーパミン放出が大きく増加する。クロザピンによる前頭葉でのドーパミン放出促進効果が、クロザピンの優れた臨床効果と関連している可能性が高い。（n：実験動物数）

■図4-10　クロザピンの脳内ドーパミン放出におよぼす影響

これに対し、ハロペリドールに代表される従来型抗精神病薬は、中脳皮質路のドーパミン系を強く遮断して、そのため陰性症状をさらに悪化させてしまい、欠陥症候群という副作用（**表4-3**）を生じるのでしょう。

最新の研究で、クロザピンは線条体にはほとんど作用せずに、前頭葉のドーパミン放出を顕著に増強させることが示されています。**図4-10**に私たちが行った実験を紹介します。これは脳内微小透析法といい、ネズミの脳に小さな透析膜を植え込み、神経細胞の外に放出されてくる神経伝達物質を直接的に測定する最新の技法です。クロザピンをネズミに注射すると、線条体のドーパミン放出にはほとんど変化がありませんが、前頭皮質のドーパミン放出が非常に増えてくることがわかります。前頭葉でドーパミン放出を選択的に増やすことが

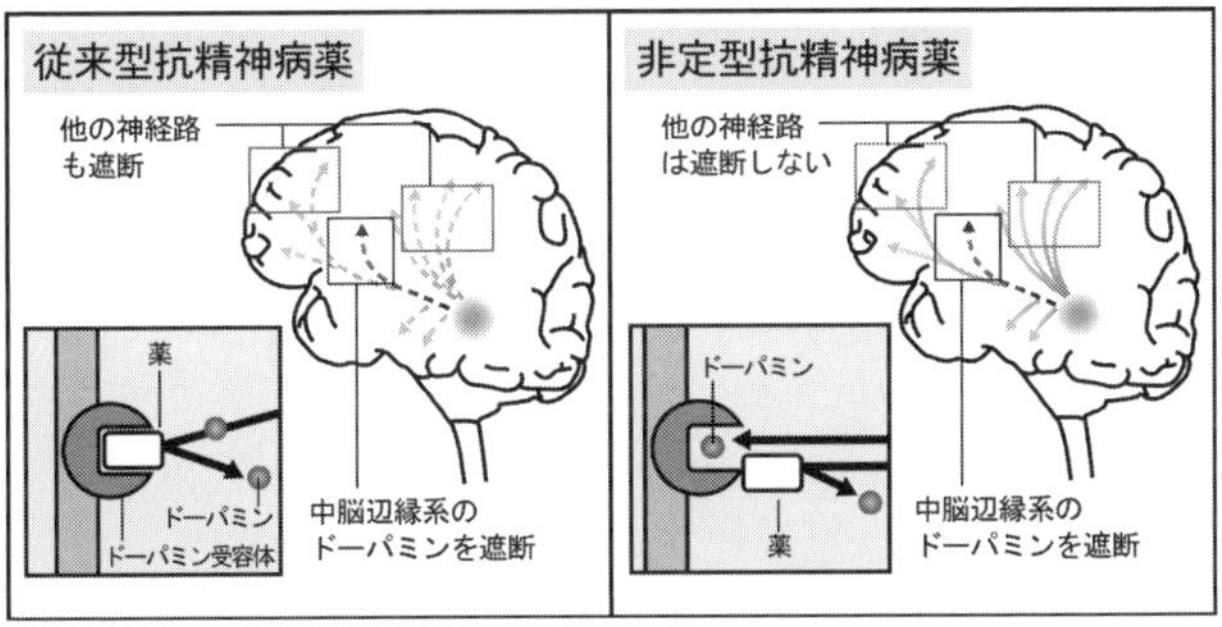

従来型抗精神病薬は中脳辺縁系ドーパミン受容体を十分に遮断し、陽性症状改善効果を発揮する。しかし脳内の他の経路のドーパミン受容体も遮断してしまうため、運動機能が障害されたり、陰性症状類似の症状を副作用として引き起こす。非定型抗精神病薬はドーパミン受容体との結合力が比較的弱いので、中脳辺縁系のドーパミン伝達を抑えて陽性症状改善効果を生じるが、他のドーパミン系機能には影響せず副作用が少ない。

■図4-11　従来型抗精神病薬と非定型抗精神病薬のドーパミン系への作用の違い[1]

陰性症状を改善する、というクロザピンの優れた臨床効果と関係している可能性が大きいと思われます。

新しいセロトニン・ドーパミン拮抗薬である非定型抗精神病薬も、従来型抗精神病薬に比べて、錐体外路性副作用が少なく、陰性症状にもある程度有効であるなどの利点をもっており、そのため統合失調症治療の第一選択薬として勧められるようになってきたわけです。

従来型抗精神病薬と非定型抗精神病薬の脳内ドーパミン受容体遮断の違いについて、**図4-11**に示しました。

e クロザピンの作用の独自性

しかし、非定型抗精神病薬の代表であるクロザピンは、最近開発されたセロトニン・ドーパミン拮抗薬（リスペリドン、オランザピン、クエチアピン、ペロスピロン）と比較しても、かなり特異的な作用を有しているように思われます。

クロザピンの臨床的特徴は何よりも、従来の抗精神病薬が有効ではない治療抵抗性統合失調症にも有効（このような患者の三〇〜六〇%に有効といわれています）であることですが、最近のセロトニン・ドーパミン拮抗薬（リスペリドン、オランザピン、クエチアピン、ペロスピロン）がクロザピンと同じように治療抵抗性統合失調症にも有効であるかどうかについては、これを疑問視する見方が多いのです。

目下の最大の疑問は、クロザピンはドーパミン受容体遮断作用が低いのにもかかわらず、なぜこのように優れた臨床効果を発揮するかということです。

いろいろな動物実験で、中脳皮質ドーパミン系神経細胞は中脳辺縁ドーパミン系を抑制しているとされています（図4-12）。そのため、中脳皮質ドーパミン系機能低下は中脳辺縁ドーパミン系神経細胞活性を増加させ、逆に中脳皮質ドーパミン系機能が亢進すると中脳辺縁ドーパミン系機能が抑制されると思われます。

クロザピンは図4-10の実験で示したように、前頭葉のドーパミン放出を増加させて陰性症状を改善し、またそのことが中脳辺縁系のド

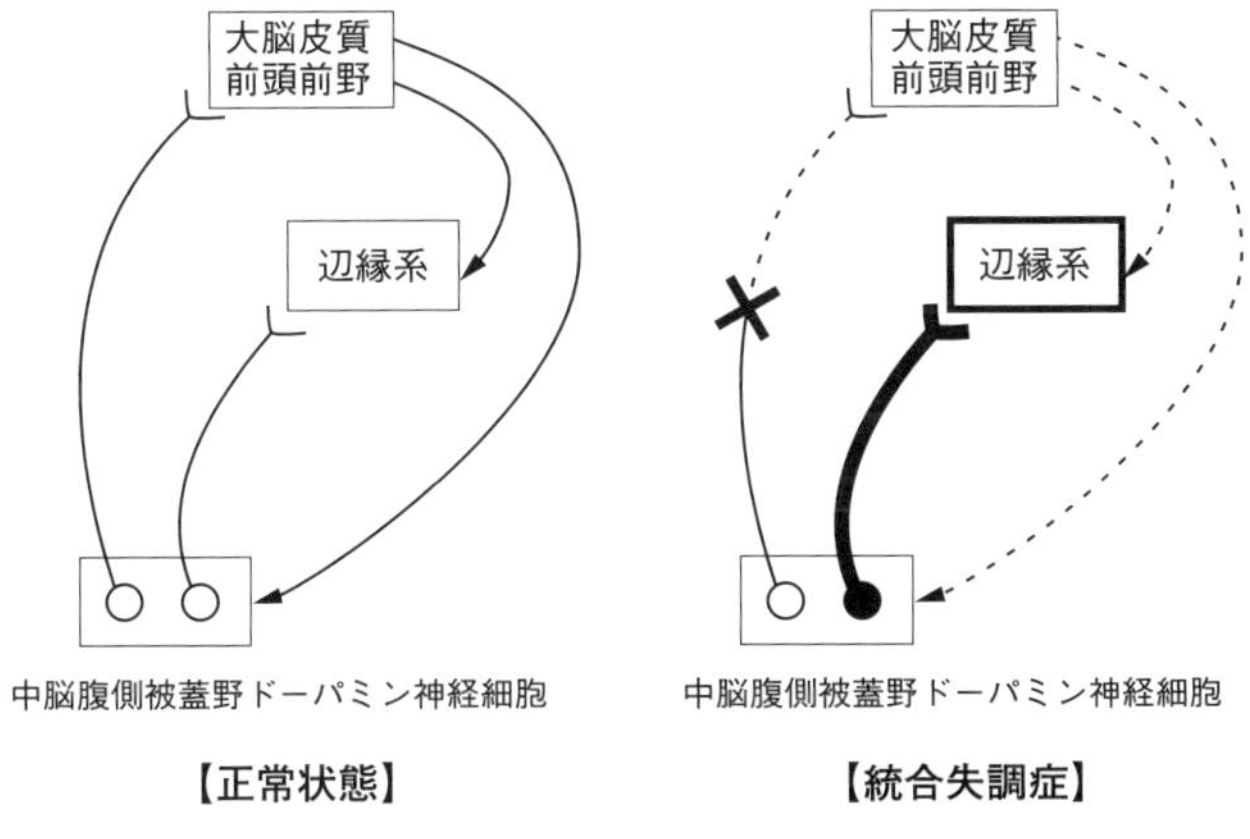

脳幹部中脳からは、辺縁系と大脳前頭前野（前頭葉の前の部分）の両方にドーパミン神経が投射している。正常な精神状態では、中脳辺縁ドーパミン系と中脳皮質ドーパミン系とのバランスがうまく保たれている。統合失調症では、中脳皮質ドーパミン系機能が低下して陰性症状を生じ、またそのことが中脳辺縁ドーパミン系機能活性化を起こして陽性症状を生じている可能性がある。

■図4-12　中脳辺縁ドーパミン系と中脳皮質ドーパミン系との関連[3]

ーパミン機能低下を引き起こして、陽性症状改善効果も生じていると考えることができます。しかし、これもまだ仮説にすぎません。統合失調症の脳内ドーパミン系の変化について誰もが認めるはっきりとした証明を行った研究は、まだ存在しないのが現状です。

それでも、抗精神病薬の作用から、統合失調症の病態と脳内ドーパミン系はかなりの関係があることは確かであると思われます。

表4-5に、脳内のドーパミン系と生理機能、そしていろいろな病気との関係を示しておきます（72ページ **図4-4**）。

f クロザピンの臨床使用への期待

なお、クロザピンの前頭葉での顕著なドーパミン放出促進作用は単にセロトニン受容体遮断作用によるものだけとは考えにくく、その他の作用が複合的に重なり合っていると思われますが、現在なお不明の点が多く、今後の研究成果を待たなければなりません。

クロザピンの作用メカニズムをさらに研究することにより、統合失調症という多くの人を苦しめる謎に満ちた病気の原因を明らかに

■**表4-5　脳内ドーパミン作動系と病態との関係**

	細胞起始部	終末	生理的機能	病気
黒質ー線条体系	中脳黒質	線条体	運動機能	機能低下ーパーキンソン症状
中脳ー辺縁系	中脳腹側被蓋野	側坐核	精神機能	機能亢進ー統合失調症陽性症状
中脳ー皮質系	中脳腹側被蓋野	前頭前野	精神機能	機能低下ー統合失調症陰性症状
隆起ー漏斗系	視床下部弓状核	正中隆起	内分泌機能	機能低下ープロラクチン分泌増加

する道筋が生まれることが期待されます。

それにしても、世界各国で治療抵抗性統合失調症の患者に積極的に使用されているクロザピンがなぜ日本で使用できないのでしょうか。この点において、わが国の統合失調症の患者さんとその家族の方々は明らかに不利益を被っています。統合失調症の薬剤に限らず、身体疾患治療薬でも、世界の標準治療薬でわが国においては使用できない薬も多いとの話を耳にします。ぜひわが国においても、クロザピンなどの世界的標準治療薬の使用を速やかに認可していただけるよう、厚生労働省の配慮をお願いしたいところです。

g　新しい抗精神病薬アリピプラゾールについて

最近、米国で注目されているアリピプラゾールという新しいタイプの抗精神病薬があります。これは他の抗精神病薬が共通して有しているD2ドーパミン受容体遮断作用がなく、D2ドーパミン受容体の部分作動薬（partial agonist）の働きをもっています。前に、作動薬は受容体に結合して伝達物質と同じ作用を発揮し、拮抗薬は受容体に結合して生理的伝達物質の作用を妨げると述べました（47ページ **図3-10**）。部分作動薬は作動薬と拮抗薬の中間のような作用をもっており、生理的伝達物質の多い場所では拮抗薬として作用し、伝達物質の少ない場所では作動薬として作用するという独特な働きを示します。

神経細胞には隣接する細胞からの伝達物質を受け取るシナプス後部受容体に加えて、自ら放出した伝達物質を受け取り、伝達物質放出が多すぎた場合に、それにブレーキをかけるように働く自己受容体が存在するということも前に述べました（48ページ 図3-11）。ドーパミン神経細胞の自己受容体はD2ドーパミン受容体です。一般にシナプス前部自己受容体の周辺では、シナプス後部に比

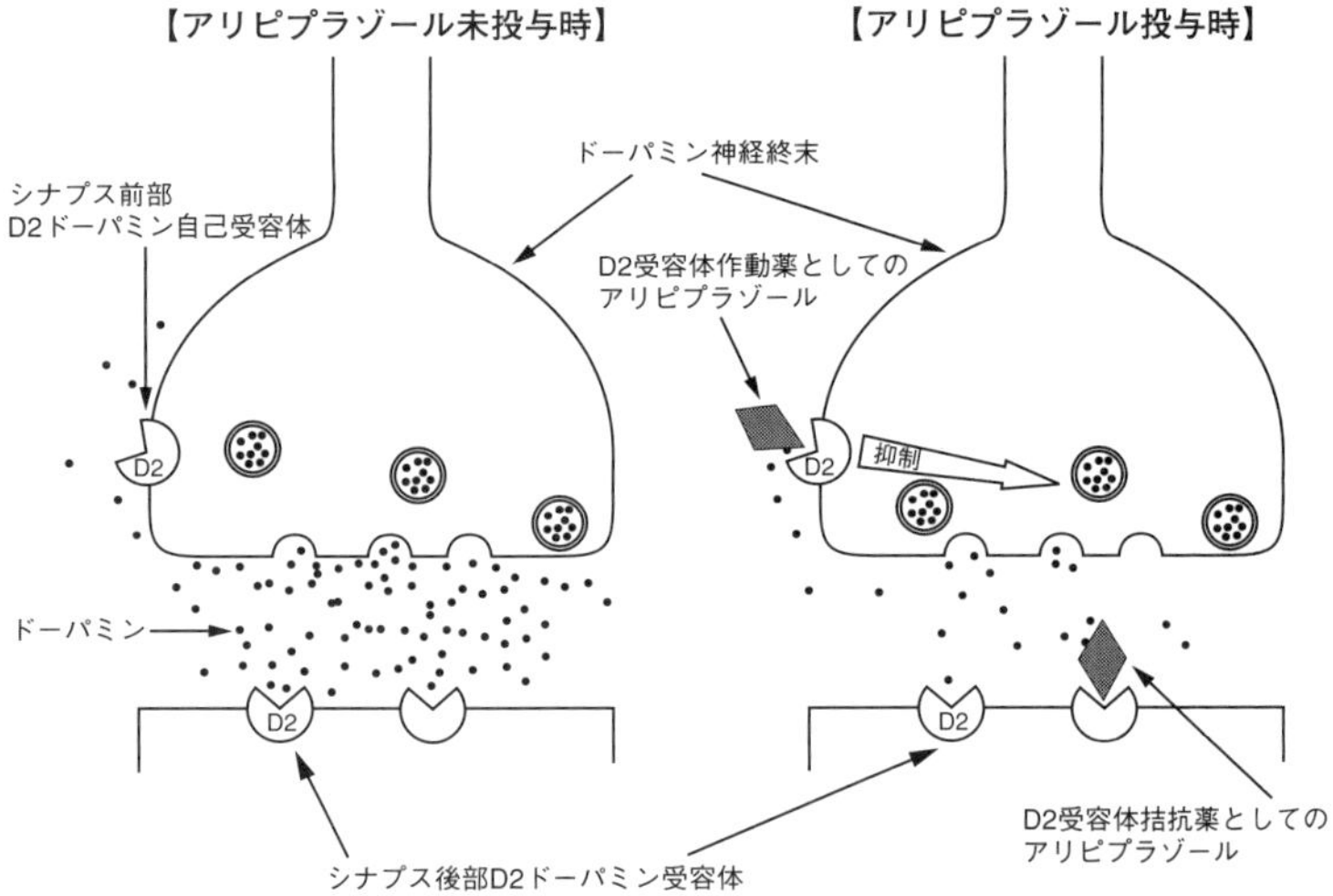

D2ドーパミン受容体はシナプス後部受容体の機能に加えて、ドーパミン神経終末上で自己受容体としての機能ももっている。D2自己受容体は神経終末からのドーパミン放出が増えすぎると、そのドーパミン放出に抑制をかける陰性フィードバックの作用をもっている。新しい抗精神病薬アリピプラゾールはD2ドーパミン受容体部分作動薬である。部分作動薬はシナプス前部D2ドーパミン自己受容体では作動薬として作用し、ドーパミン神経終末からのドーパミン放出を抑制する。他方、この薬剤はシナプス後部D2ドーパミン受容体では弱い拮抗作用を有している。このようにしてアリピプラゾールは、シナプス前部と後部の両部位でドーパミン伝達を抑制する。

■図4-13　ドーパミン受容体部分作動薬（アリピプラゾール）の作用

べて生理的伝達物質の濃度が低く、したがってD2ドーパミン受容体部分作動薬のアリピプラゾールは、シナプス前部自己受容体に対しては作動薬として作用し、その結果ドーパミン神経細胞からのドーパミン放出を抑えると考えられます。一方、伝達物質ドーパミンの濃度が高いシナプス後部D2受容体にはアリピプラゾールは一応、拮抗薬として作用しますが、錐体外路性副作用を生じるほど完全には遮断しないので、アリピプラゾールでは錐体外路性副作用は極めて少ないとされています(図4-13)。

このように、アリピプラゾールは従来の抗精神病薬とは異なった作用メカニズムをもった興味深い薬として世界的に注目されています。

実は、アリピプラゾールはもともと日本の製薬企業が作った薬剤です。ところがこの薬はまず米国で発売され、日本ではまだ使用されていません。この背景には、わが国における臨床治験の遅れなどの問題もあるのです。

4 統合失調症の症例

ここで統合失調症の患者さんの例を示しましょう。

統合失調症の症例 1

A子さんは二十四歳のOLです。内向的で友人は少ないほうでしたが、それ以外は特に変わった性格ではありませんでした。真面目に勉強を続け、ある私立大学をかなりよい成績で卒業後、会社に就職し、事務の仕事に就いていました。

就職二年目頃から仕事中にぼんやりすることが多くなり、ミスが目立つようになってきました。独りで考え込んでいたり、ぶつぶつと独り言が目立つようになりました。やがてアパートにひきこもり出勤しなくなったので、会社の上司、同僚が心配して田舎のご両親に知らせました。

かけつけたご両親は、A子さんの部屋が乱雑でゴミが散乱している状態や、A子さんのおびえた表情とやつれた姿に驚きました。ご両親に対して、A子さんは最初は固い表情で、あまり話をしようとしませんでしたが、やがてぽつりぽつりと次のような話を始めました。

「会社がぐるになって自分をわなにかけている。会社全体がアメリカのスパイ組織と関係していて、自分をつけねらっているようだ。自室に監視カメラがしかけられていて、自分の動静が探られている。自分を脅かす声が耳に聞こえてくるので、こわくてしかたがない。神様のような声もあって、自分にいろいろな命令を言ってくる」というのです。しかも、このところ不眠傾向であって、特にこの数日、一睡もしておらず、また食事もカップラーメン程度のものしか食べていないとのことでした。

ご両親は驚いて精神科受診を勧めましたが、A子さんは自分は精神的にはどこも具合の悪いところはないと言い張ります。ご両親は故郷にA子さんを連れ帰りましたが、おびえた状態が続くので、どうにか説得の末、近所の精神科専門病院を受診させました。

医者は統合失調症と診断し、リスペリドンとベンゾジアゼピン系の睡眠薬の内服を処方しました。A子さんには「病名はともかく、今は眠れずにいろいろな心配事があって困っているようなので、薬を飲んで落ち着く必要があるのではないか」との説得が行われました。そこでA子さんもどうにか納得して、服薬することになりました。

入院についてはA子さんがいやがりましたので、きちんと服薬をするという約束のもとに外来で治療することにしたのです。母親が薬を保管して服薬を確認することにしました。服薬すると一週間目頃から幻聴が少なくなり始め、自分が会社でいじめられていたということも気のせいではないかと思うようになりました。睡眠もとれ食欲も回復し、表情にも落ち着きが出てきました。副作用も気になるものはありませんでした。

その後、A子さんは安定したので、服薬を続けながら故郷の小さな会社に再就職し働くようになっています。一度薬を自分でやめようとしましたが、幻聴が再び聞こえ始めたので、服薬していたほうが自分の具合はよいのだと悟りました。

このように、統合失調症の患者さんには抗精神病薬が劇的に効くことがあります。

統合失調症の症例 2

B男さんは、十四歳の中学生頃から、それまで中程度であった成績がだんだんに低下していきました。部屋にとじこもって、学校に行くのをいやがることが多くなり、また「知らない人の声で自分の悪口が聞こえてくるので眠れないことがある」と言い始めました。にやにや独り笑いをしていたり、独り言を言ったりすることもあります。またノートに意味のない記号のようなものを書いており、それが何であるかを尋ねても、はっきりとわかる答えがもどってきませんでした。またお母さんが自分にいやがらせをしていると言い出し、家庭内暴力のような傾向も出てきました。

そのため精神科を受診したところ、統合失調症と診断され、ハロペリドールが処方されましたが、あまり状況は改善しません。むしろ手がふるえたり、足がむずむずすると言って、服薬をいやがるようになりました。学校にはとうとう全く行けなくなってしまいました。そのために精神科への入院治療も何回か行いましたが、病状はあまり改善しませんでした。

そんな状況がもう二十年くらい続いています。外来では、最近使われるようになった非定型抗精神病薬のいくつか（リスペリドンやオランザピン）が試されました。これらはハロペリドールに比べて副作用は少ないようで、それまで薬を飲むと「頭がぼんやりするし、手がふるえて困る」と言って服薬をいやがっていたB男さんも、服薬をいやがらないようになりました。しかし、孤立しがちな状態が特に改善しているようにはみえません。

今は精神科デイケアに何とか通っていますが、それも休むことがたびたびです。デイケアに出ても一人でぽつんとしていることが多く、ノートに相変わらず意味不明の文章らしきものを書きちらしており、自分一人の世界に閉じこもっているようです。ご両親はB男さんの将来についてとても心配しています。

このように、現在でも薬物があまり有効とは思えない患者さんもたくさんおられます。

◆文　献

（1）「幻覚と幻聴の世界に生きる」『ニューズウィーク日本版』二〇〇二年三月二七日号、四八―五六

（2）Stahl, S. M.: Essential Psychopharmacology; Neuroscientific Basis and Practical Applicationsn (2nd ed.). Cambridge University Press, Cambridge, 2000.（仙波純一訳『精神薬理学エセンシャルズ―神経科学的基礎と応用 第二版』メディカル・サイエンス・インターナショナル、東京、二〇〇二）

（3）Weinberger, D. R.: Implications of normal brain development for the pathogenesis of schizophrenia. Arch. Gen. Psychiatry, 44; 660-669, 1987.

5章

覚せい剤とフェンサイクリジン

1 覚せい剤とは何か

覚せい剤は精神刺激薬ともいい、疲労感や倦怠感をとり、覚せい作用、つまり、眠け覚ましの作用のある薬剤です。精神刺激薬にはアンフェタミン、メタンフェタミン（商品名ヒロポン）、メチルフェニデート（商品名リタリン）があります。

アンフェタミンやメタンフェタミンは覚せい剤取締法で規制されており、治療に使用されることはありません。なぜなら、アンフェタミンやメタンフェタミンは乱用すると強い精神依存を起こし、薬がやめられなくなるからです。

日本では第二次世界大戦中、疲労感や眠気の防止のため軍需工場などで使用され、次いで敗戦後急激な乱用が広まり、昭和二十年代に大きな社会問題になりました。そのため覚せい剤取締法が施行され、厳しく取り締まるようになったのです。しかし、今でも青少年の間に覚せい剤を乱用する人が絶えないのが現状です。

覚せい剤依存で恐ろしいのは、被害的内容の幻聴や妄想が出現するなど、統合失調症と区別しにくいような症状が現れることがあるということです。時に妄想に支配されて傷害事件まで起こすことがあります。また、いったん覚せい剤により精神病状態になると、覚せい剤を長い間中止しても、以前には反応しなかった少量の薬物を摂取することによって、あるいは薬物摂取もなしに幻覚妄想が再燃する場合があります。普通、薬物摂取を反復していると、耐性といって薬物の効き目が悪くなることが多いのですが、覚せい剤反復摂取の場合には、逆に薬物への感受性が増加することが特徴的です。このような状態を、覚せい剤による逆耐性と呼びます。

覚せい剤の中でも、メチルフェニデートという薬は依存を起こすことは少なく、臨床で使用されることがあります。ナルコレプシーと注意欠陥多動性障害の二つの病気に使用されます。ナルコレプシーは睡眠障害の一種であり、日中におさえきれない眠気におそわれるという睡眠発作を起こすもので、重要な仕事の最中でも眠りこんでしまったりします。この睡眠発作を抑制するために、メチルフェニデートが使用されます。他方、注意欠陥多動性障害は小児の病気であり、落ち着きがなく、教室でじっとしていることができず、外からの刺激で注意がそらされやすく、順番も待てないような症状です。このような子どもの注意集中力を増加させるために、アメリカではメチルフェニデートがよく使用されているようです。

2 覚せい剤の作用メカニズム

覚せい剤は脳内のカテコールアミン（ドーパミンとノルアドレナリン）に構造が類似しているの

で、神経終末内の神経伝達物質貯蔵部位であるシナプス小胞内に入り込んでしまいます。すると、シナプス小胞からカテコールアミンが押し出され、さらに神経終末のトランスポーター（運び屋）を通ってシナプス間隙へのカテコールアミンの放出量が増加します（**図5-1**）。このトランスポーターは普段はシナプス間隙から神経終末へカテコールアミンを再取り込みする方向に作用しているのですが、覚せい剤投与時にはその方向が逆向きになるわけです。覚せい剤はこのようにドーパミンによる神経伝達を増加させ、しかも統合失調症の陽性症状に類似した症状を起

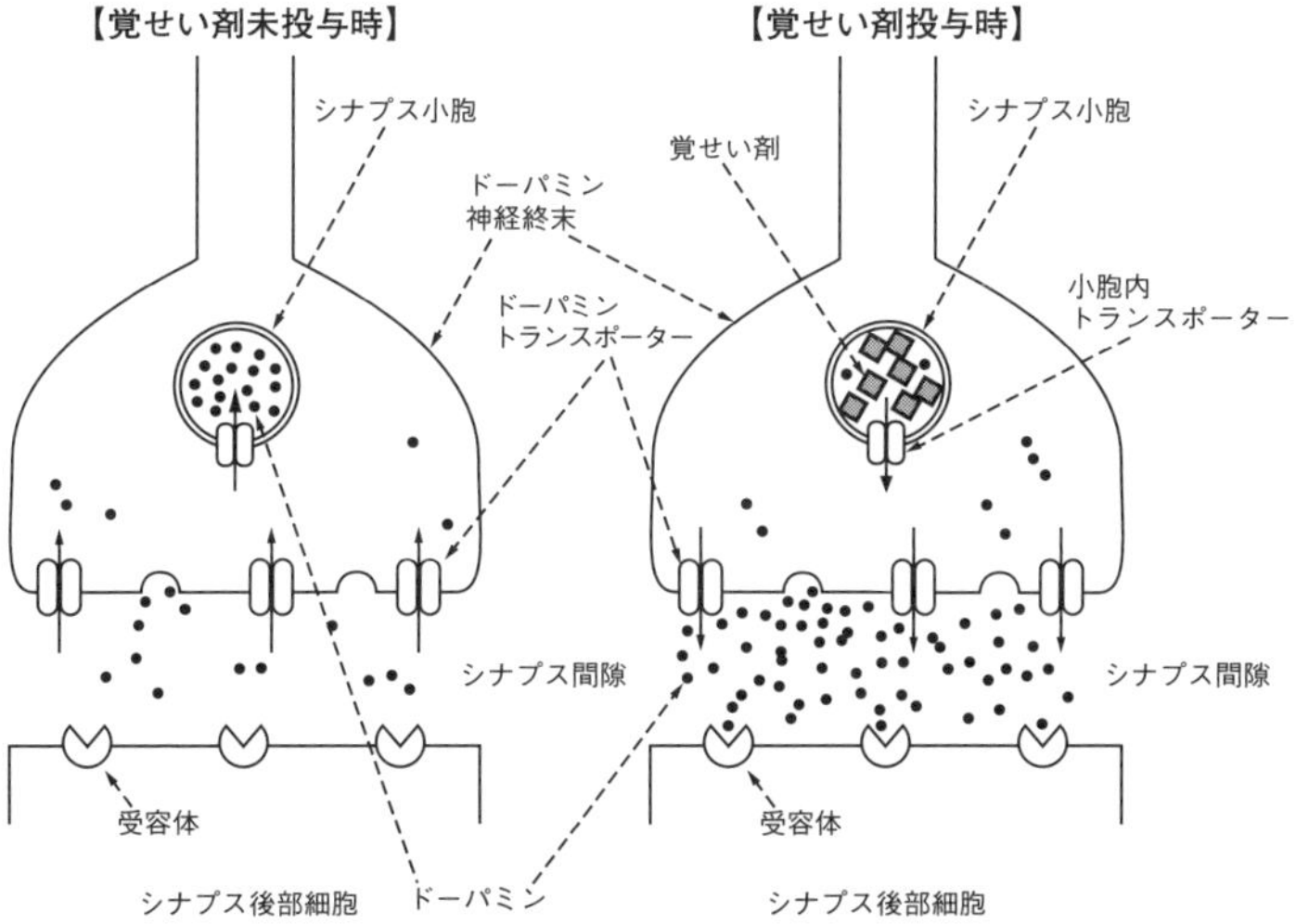

覚せい剤はドーパミンと構造が似ているのでシナプス小胞内に入り込み、そのためそこに貯えられていたドーパミンが押し出される。ドーパミンはさらに神経終末上のドーパミントランスポーターを通ってシナプス間隙へと放出される。覚せい剤はこのようにドーパミン神経伝達を亢進させる。──→はドーパミンの移動方向を示す。

■図5-1　覚せい剤の作用

こします。

他方、統合失調症の治療薬である抗精神病薬はドーパミン受容体拮抗薬であって、ドーパミン機能を低下させます。このことから、統合失調症の少なくとも陽性症状（幻覚、妄想）の発現には、脳内ドーパミン神経伝達過剰が関係しているとの、統合失調症のドーパミン説が生まれてきました。

3 フェンサイクリジン精神病について

なお覚せい剤とは異なる依存性薬物ですが、アメリカで乱用されたフェンサイクリジンという物質があります。フェンサイクリジンは元来、麻酔薬として開発されたのですが、統合失調症に酷似した精神症状を高頻度に出現させることが明らかになり、その結果、麻酔薬としての臨床使用が断念されました。一九七〇年代頃から米国で市中に広まり、乱用による依存中毒患者が多発し、社会問題化した経緯がありますが、幸いわが国ではそのような問題にはなりませんでした。

この物質を乱用していると、統合失調症の陽性症状（幻覚、妄想）と陰性症状（意欲低下、感情鈍麻）の両方に類似した精神病状態を引き起こします。したがって、フェンサイクリジンは覚せい剤以上に統合失調症のよいモデルになるといわれています。フェンサイクリジンは興奮性伝達物質のグルタミン酸受容体の拮抗作用をもっています。このことから、統合失調症の生化学的異常として前述したドーパミン説に加えて、グルタミン酸系機能低下説も提唱されています。ドーパミン系の異常とグルタミン酸系の異常がどのように関連して統合失調症を引き起こしているのかについては、さまざまな研究が行われていますが、まだ不明な点が多く残されています。

またグルタミン酸系の機能に影響を与えるような薬物は新しい有効な抗精神病薬になることが期待され、多くの研究が行われています。しかし、まだ実際に臨床で使用されるには至っていません。

覚せい剤精神病の症例

C氏は高校時代から友人の悪影響を受けて暴走族に参加、高校も中退してしまいます。その頃から覚せい剤に手をそめ始め、町の密売人から覚せい剤を購入しては覚せい剤パーティーなどを開くようになりました。覚せい剤を使うと気分が高まり爽快な感じになるのですが、薬がなくなると虚脱感におそわれ不快になるので、薬がやめられなくなってしまいました。

やがて自分がヤクザにつけ狙われて殺されるという恐怖感におそわれ、ヤクザと間違えて通行人を包丁で刺すという傷害事件を引き起こし、逮捕され、懲役刑を受けることになってしまいました。

C氏もさすがに後悔し、今後は薬に手を出すことはやめようと誓って出所しました。ところが不景気なので仕事もなく、友人や家族にも見放された状態となり、その寂しさもあって、またつい覚せい剤を入手して使ったところ、たちどころに再び何者かにおそわれるという妄想が再発し、恐怖のあまり興奮状態となったところを警察に通報され、取り押さえられてしまいました。

このように、いったん覚せい剤で精神病状態になると、わずかなきっかけでも再発しやすい状態が持続してしまうのです。そのような現象を「フラッシュ・バック」といいます。そこが覚せい剤精神病の恐ろしいところです。

6章

特発性パーキンソン病の生化学と薬物療法

パーキンソン病は精神科の病気ではなく神経内科の病気ですが、抗精神病薬の作用を考えるのに重要な病気なので、ここで述べておきましょう。

1 診療科の名前について

診療科の名前についても少し述べておきます。「神経内科」とは内科の一分野で、脳卒中、脳炎などの脳の器質的病気、末梢神経や筋肉の病気を診療する科のことです。例えば意識障害、手足の麻痺、身体のふるえ、しびれ感や感覚の消失などの症状があれば、神経内科受診が勧められます。痴呆を起こすような病気は、神経内科で診療することもあれば精神科で診療することもあります。

時に「神経科」と表示してある科もありますが、これは実質的には精神科のことが多いようです。精神科という看板では敷居が高く、受診しにくい患者も、神経科という診療科だと受診しやすいといった面があるからです。

また最近は、心療内科という科も増えてきました。心療内科は、元来は内科の一分野で、心理的ストレスがその症状の発症に重大な役割を演じていると考えられる心身症といわれる身体疾患（例えば、高血圧症や胃十二指腸潰瘍、過敏性腸症候群など）の診療を行う科ですが、これも実際は精神科であることが多いようです。

2 特発性パーキンソン病の症状と病態

さて、特発性パーキンソン病は、中年過ぎに発症する、運動機能を中心とした障害を起こす病気です。手のふるえ（振戦）、筋肉の緊張亢進（固縮）、身体の動きが悪くなる（無動症）を三大症状としています（65ページ **図4-1**）。

この病気の原因は、大脳の奥にある大脳基底核という錐体外路中枢（大脳皮質の運動中枢から脊髄に降りていき、自分の意思で手足などの運動を行う経路を錐体路といいます。錐体外路は錐体路の外にあって、自分の意思とは無関係に錐体路の運動機能の微妙な調整を行っているところです）が変性してくる病気です。特に黒質線条体路のドーパミン神経細胞が強く変性（そこの神経細胞がだんだんと死滅していくという意味）し、脳内のドーパミンが非常に減少してきます（72ページ **図4-4**）。そのためドーパミンによる神経伝達が悪くなり、パーキンソン症状を起こしてくると考えられます。

3 パーキンソン病とドーパミン賦活療法

したがって、パーキンソン病の治療には、欠損しているドーパミンを補うことが必要になります。ドーパミン自体を人に投与してもドーパミンは血液脳関門にさえぎられて、神経細胞の中に入っていきません。脳は重要な臓器なので血液脳関門という仕組みがあり、不必要な物質がむやみに脳の中に入り込まないようになっているのです。

L-ドーパという物質を投与すると、これは血液脳関門を通過して神経細胞の中に取り込まれ、酵素の作用を受けてドーパミンに変わります。つまりL-ドーパの大量投与がパーキンソン病の治療法として確立しています（図6-1）。ドーパミン受容体を直接刺激するドーパミン

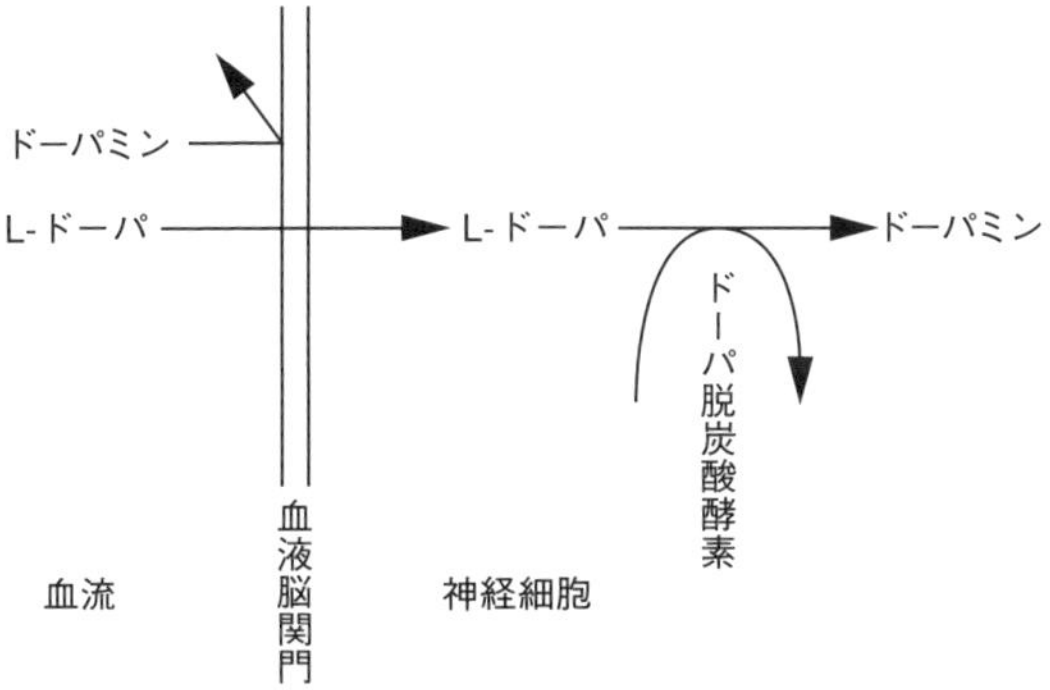

L-ドーパを人に投与すると、血液脳関門を通って神経細胞内に入り込み、ドーパ脱炭酸酵素の作用を受けてドーパミンに変わる。L-ドーパ大量投与によって、脳内ドーパミン量を増やすことができる。ドーパミンを人に投与しても、神経細胞内のドーパミンを増やすことはできない。

■図6-1　L-ドーパとドーパミン

作動薬も、パーキンソン病の治療には使用されます。ブロモクリプチン（商品名パーロデル）などがそのような薬です。アマンタジン（商品名シンメトレル）という薬も、やはりドーパミンの作用を増強する作用があり、パーキンソン病の治療に使われます。ちなみにアマンタジンはもともと抗ウイルス薬であり、日本ではA型インフルエンザの治療薬としても使用が認められています。

なお、特発性パーキンソン病脳内でドーパミンが減少していることを発見したのは、昔、大阪大学精神科におられた佐野勇先生という日本人研究者でした。

かつて「レナードの朝」という映画がありました。これはオリバー・サックスという神経内科医の実話に基づいたストーリーです。第一次世界大戦直後頃、エコノモ脳炎というおそらくは未知のウイルスが原因の脳炎が流行し、その後遺症として長年にわたって重度のパーキンソン症状を残した多くの患者が出ました。そのような患者の一人のレナードを名優ロバート・デ・ニーロが好演しています。

レナードらはオリバー・サックスによりL-ドーパを大量投与され奇跡的に回復しますが、その回復は一時的なものであって、やがて副作用が生じたため、再び患者たちはパーキンソン症状の中に閉じ込められていくというストーリーでした。

4 抗精神病薬とパーキンソン症状

抗精神病薬は脳内のドーパミン受容体を遮断するので、脳内のドーパミンによる神経伝達を妨げ、結果として、パーキンソン病によく似た錐体外路系の副作用を出すものと考えられます。抗精神病薬によって起こったパーキンソン症状はドーパミンを受け取る受容体がすでに抗精神病薬でふさがれているので、ドーパミンを増加させる治療法ではよくなりません。

抗精神病薬の副作用で起こるパーキンソン症状には、アセチルコリンの作用を抑えるようなアセチルコリン受容体拮抗薬を使うということは前に述べました（74ページ）。しかし、このようなアセチルコリンの機能を抑える薬は、便秘、口渇などの副交感神経系を抑制する副作用を出すことがあります。さらに老人などでは知的能力も障害されることがあり、注意が必要です。脳内アセチルコリン系は、記憶などの知的機能と関係している可能性があるからです。

なお、パーキンソン病では、神経内科的症状だけでなく、精神科的症状も多く起こします。特に抑うつ的になる人がかなり多くみられます。このことから、うつ病の発症には脳内のドーパミン系機能が低下することも関係するのではないかと考える研究者もいます。

7章

躁うつ病の治療薬について

1 躁うつ病とは何か

躁うつ病について述べることにしましょう。躁うつ病は最近では、感情障害あるいは気分障害といわれることが多くなってきました。その名称の示すように、人間の感情や気分の障害を起こす精神障害であり、内因性精神障害の中に含まれます。

罹病危険率は一般人口の約一%といわれていますが、軽いうつ状態の人を含めると五%くらいになるという説もあります。軽いうつ病は「こころの風邪」であるという言葉もあるほどで、それほどに数が多く、誰でもが罹患する可能性をもっているということができます。

躁うつ病の症状は、感情、気分の抑うつ、あるいは高揚への変化を生じ、ある期間持続するものですが、一定の時間が経過すると原則として完全に治り、治ったあとでは正常な精神状態にもどるという特徴があります。しかし、正常な状態から再び病気が再発することが多く、しかも何回も反復する場合が多いのです。このような特徴から、躁うつ病のことを循環病ということもあります。

思春期以後、どの年齢でも生じうるものであり、青年期に発病が集中する統合失調症とは異なっています。

その生涯にうつ病の病相のみを繰り返すタイプを単極型といい、あるときは躁病、また別の時期はうつ病といった具合に、躁病とうつ病の両方を繰り返すタイプを双極型といいます（**図7-1**）。躁病だけを反復するタイプは稀です。単極型は双極型よりもかなり多く、したがって、うつ病はとても多い病気ですが、躁病はそれほど多いものではありません。作家であり精神科医でもある北杜夫さんが自分は躁うつ病であるとカミングアウトされ、それ以来、躁うつ病への一般的理解が進んだような感じがあります。

2 躁病とその治療薬

(1) 躁病の症状

ここで、躁病の具体的な症状について述べましょう。まず気分は高揚し爽快になり、活発、上機嫌になりますが、時に病気が重くなると横柄になり、自分の思いどおりにならないと怒りっぽくなることもあります。思考の流れが速くなり、おしゃべりになりますが、話の筋が脱線しやすくなり、あれこれと話題が飛ぶことが多くなり

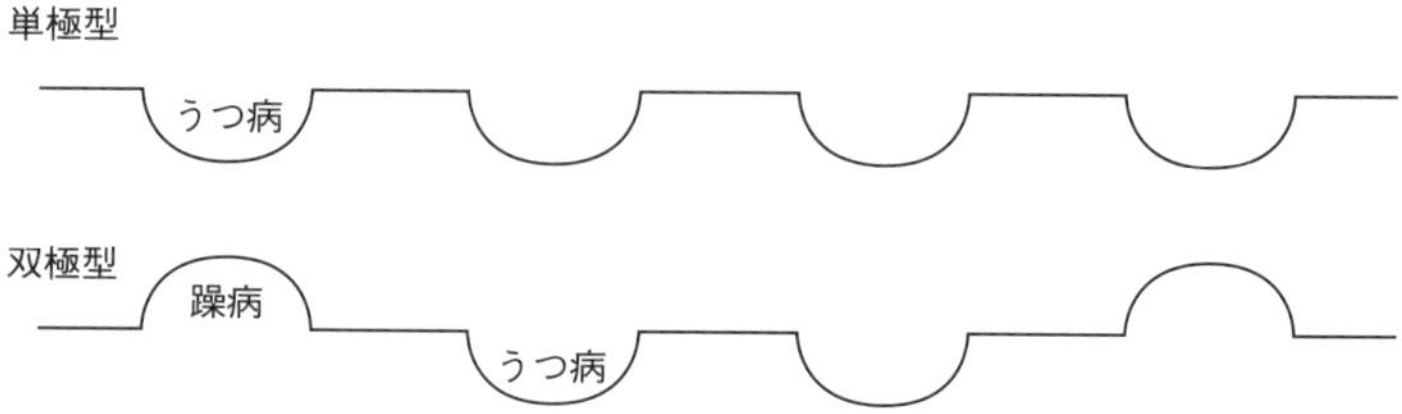

躁うつ病（気分障害）には、うつ状態だけを繰り返す単極型と、躁状態とうつ状態の両方を繰り返す双極型がある。

■図7-1　躁うつ病のタイプ

ます。また話の内容が大きくなり、例えば企業経営者のような場合、「自分の会社は世界一の企業だ」などと実体とはかけはなれたことを言うようになります。意欲が亢進し、買い物が多くなり、他人におせっかいをやくことが目立つようになります。睡眠時間は短くなります。性欲は亢進し、性的脱線行動を生じることもあります。

このような躁病の状態は急激に発症することが多く、持続は一、二カ月から数カ月ですが、原則として完全に正常な状態にもどります。

躁病では、本人も気分がよく、また必ず回復するものであれば、治療など必要なのかと思われる方もあるかもしれませんが、このような人が身近におりますとはた迷惑ですし、また組織のトップの人に躁病が発症すると、抑える人がおらず大変困ることが多いのです。躁病の状態を繰り返していますと、本人の世間での評判を落としてしまいますので、きちんと治療をする必要があります。重症な場合は入院させる必要も出てきます。

(2) 躁病の薬による治療

治療は、統合失調症に使うものと同じ抗精神病薬を鎮静のために使用し、それと同時に躁病に対して特異的に有効性のある抗躁薬を使用します。

抗躁薬には、以前から炭酸リチウム（商品名リーマス）が使用されてきましたが、カルバマゼピン（商品名テグレトール）、あるいはバルプロ酸ナトリウム（商品名デパケン）という抗てんかん薬も使用されるようになってきました。またベンゾジアゼピン系薬剤のクロナゼパム（商品名リボトリール）も抗躁効果があるといわれています。

このような薬を使用していますと、躁状態は落ち着きをみせ、回復していきます。躁病は再発しやすいので、病気が改善した状態であっても、再発予防のため抗躁薬を持続して服用している患者さんが多いのです。抗躁薬は双極型のうつ病再発予防効果もあるといわれており、そのために最近では「気分安定薬」という呼び方をすることもあります。

ところで炭酸リチウムは、投与量が少し増えただけでも重い副作用が出ることがあります。例えば発熱、嘔吐、下痢などであり、手のふるえ、話し方のもつれが出て、ひどいと意識障害、けいれんなどを生じ、死亡することがあります。そこで、炭酸リチウムを投与されている人は、時々採血して血中濃度を調べる必要があります。炭酸リチウムを慢性投与していると甲状腺機能低下症を起こすこともあり、その方面の検査も必要になります。

(3) 抗躁薬のメカニズム

抗躁薬がどのようなメカニズムで躁病治療効果を生じるのか、まだよくわかってはいません。一つの説として、炭酸リチウムは伝達物質が受容体に結合したあとの、細胞の中での情報伝達に影響をしているとの考えがあります（図7-2）。炭酸リチウムは特に、イノシトールリン脂質―カルシウム動員経路に影響しているとされています（43ページ 図3-9）。

多くの神経伝達物質受容体は、Gq蛋白質という特別な蛋白質を介して、ホスホリパーゼCという酵素活性を調節しています。ホスホリパーゼCは細胞膜内のホスファチジルイノシトール4.5-二リン酸（PIP_2）を分解してジアシルグリセロール（DAG）とイノシトール三リン酸（IP_3）という二つの物質を作り出します。イノシトール三リン酸は細胞の中でカルシウムの貯蔵庫からカルシウムを放出させます。このカルシウムは細胞の興奮など重要な機能を演じます。役割の終わったイノシトール三リン酸は徐々にイノシトール-リン酸（IP）へと分解されます。イノシトール-リン酸はさらにイノシトールにまで分解されますが、炭酸リチウムはこの過程を阻害して、イノシトールの産生を妨げると考えられています。イノシトールはホスファチジルイノシトール4.5-二リン酸の合成の原料となるものですが、炭酸リチウムによりこの原料が枯渇するために、イノシトールリン脂質―カルシウム動員経路が機能しなくなり、神経細胞が興奮しにくくなります。このことが炭酸リチウムの作用メカニズムだと想像されています。

炭酸リチウム以外の抗躁薬であるカルバマゼピンやバルプロ酸ナトリウムはもともと、てんかんの治療薬でした。カルバマゼピンやバルプロ酸ナトリウムは神経細胞のナトリウムチャンネルに作用点をもっています（33ページ 図3-4）。前にも述べたように、神経細胞が興奮するときにはナト

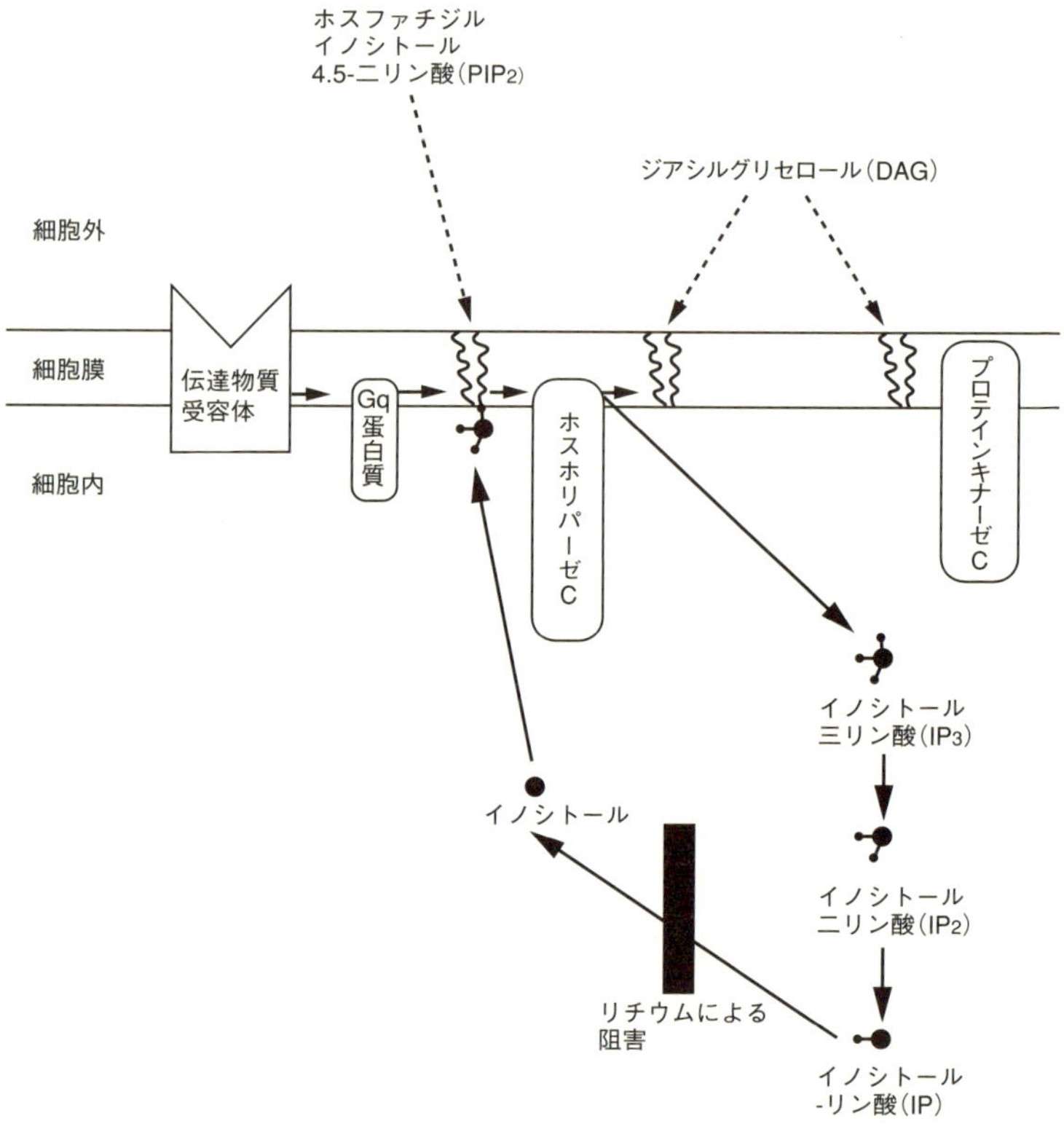

図3-9（p.43）で示したように、Gq蛋白質と関連する受容体が伝達物質で刺激されると、ホスホリパーゼCが活性化され、それがPIP_2を分解してDAGとIP_3を産生する。したがって、PIP_2はイノシトールリン脂質ーカルシウム動員経路の中で重要なステップとなっている物質である。IP_3はIP_2、IPを経てイノシトールにまで変化する。気分安定薬の炭酸リチウムは、IPがイノシトールに変化するところを妨げ、イノシトールを枯渇させる。イノシトールがなくなると、細胞はそれを材料にしてPIP_2を作れなくなる。炭酸リチウムはこのようにして、イノシトールリン脂質ーカルシウム動員経路の作用を低下させる。⟶は物質の移動の方向を示す。

■図7-2　炭酸リチウムの作用

リウムチャンネルを通って細胞の外側から内側へナトリウムイオンが流れ込んでくるのですが、カルバマゼピンやバルプロ酸ナトリウムはナトリウムチャンネルの働きを抑えて神経細胞の発火を抑えるといわれています。そのことが神経細胞の過剰興奮を抑え、てんかん発作を抑制したり、抗躁効果を発揮することにつながるのでしょう。

一方でカルバマゼピンやバルプロ酸ナトリウムも炭酸リチウムと同じようにイノシトールの産生を妨げるとの報告が最近あり、気分安定薬に共通した作用メカニズムはイノシトール産生の抑制である可能性が高まっています。

躁病の症例

D氏は四十五歳の中小企業経営者です。父親から受け継いだ輸入雑貨を取り扱う小さなお店を発展させてきました。少しお調子者の傾向もありますが、人当たりがよく社交的で、周囲の評判も悪くありませんでした。

しかし、あるときからだんだんと口数が多くなり、人へのおせっかいが目立つようになりました。独身の女子社員にいやに親切になり、結婚相手を探してあげるなどと言い始め、断られても「それでは今度はぼくと食事にでも行こう」と誘う始末です。気前がよくなり、たくさんの買い物をしては会社内やご近所に配り始めました。あまり眠らなくなり、夜遅くまで会社に残っていたり、取引先に出かけたりします。

やがて事業の拡張を思いつき、支店の数を倍増させる計画をたて始めました。今の経済情勢では利益があがる見込みはなく、下手をすると会社の経営を傾かせかねない計画です。役員がそろって反対しましたが、D氏は聞く耳をもたず、会議の席でもとうとうと自分の主張を一方的に述べるばかりです。話の内容ははじめの頃は一応筋道が通ったものでしたが、やがて話題があちこちに飛び始め、まとまりを欠くようになってきました。話の内容も大きなものとなり、「会社を拡張して日本一の大企業にする。そのための金はいくらでも用意できる、心配など何もいらない」など現実を無視したものでした。

その結果、周囲の人は困り果てることになりました。直言する社員に対しては、大激怒してどなりちらし、つかみかかろうとするなど、あきらかに常軌を逸した行動が目立つようになってきました。

ここに至って、周囲の人たちもどうやらD氏の精神状態が普通ではないことに思い至りました。家族の人たちが説得して精神科受診を勧めましたが、聞く耳をもちません。やむをえず周囲の人たちがなかば取り押さえるような状態で精神科の病院に入院させることになりました。

病院では躁病と診断され、入院後すぐに炭酸リチウムと抗精神病薬投与を開始したところ、薬物の効果は劇的でした。D氏の興奮は一週間ほどで鎮静に向い、数週間で元来の温厚な状態に回復したのです。D氏は躁状態であったときのことについて、「たいていのことは覚えています。今から思えば、どうしてあのようなことをしでかしたのか」と反省しきりのようすです。

ところで、D氏の精神科入院は本人の同意を得ることができなかったので、やむをえず医療保護入院という強制入院の形になりました。精神科への入院は、今日では原則として本人の同意を得て入院していただく任意入院が望ましいとされています。しかし統合失調症や躁病の場合などは病識がないために、本人の同意を得ることが困難なことも多く、その場合は本人の同意がなくても、ご家族などの同意に基づいて強制入院させる医療保護入院という制度があります。

3 うつ病とその治療薬

(1) うつ病とは何か

次にうつ病の症状を述べましょう。

a　うつ病の症状

躁病とちょうど反対の症状が出てきます。

まず感情面で憂うつとなり、悲しい、あるいは寂しいという感じが強くなり、絶望感が出てきます。不安感、焦燥感が目立つこともあります。思考の流れは遅くなり、考えが頭に浮かばない、集中力が低下した、頭の回転が鈍くなった、決断力が低下したなどの症状が出てきます。うつ病が重症化すると、暗い内容の妄想が出現することもあります。例えば、自分は治らない病気になってしまったという心気妄想、自分はだめな人間だと思い込む微小妄想、財産を失ってしまったという貧困妄想、自分は周囲に迷惑をかけており罪深い人間だと思う罪業妄想などです。

このような妄想が強まると、死にたいという自殺観念が出て、本当に自殺に至ることもあります。うつ病でこわいのは、自殺がしばしば出現するということです。うつ病の患者さんを診療するときには、自殺の可能性について絶えず注意をはらう必要があります。なお統合失調症の患者でも自殺することが多くあります。統合失調症患者の自殺は予期できず、突発的に起こることが多いともいわれます。

うつ病では、意欲も当然低下し、すべての活動における興味が落ちてきます。特に物事を行うのが非常におっくうだという感じが強くなってきます。仕事に出たくないという気分が強くなり、好きな趣味をしたいという気持ちもなくなります。サラリーマンで朝、必ず新聞を読むことを日課としているような人が朝刊を読みたくなくなるということも出てきます。

睡眠障害も出現しやすく、朝早く目が覚めて困るという早朝覚醒というタイプの不眠症が多いのですが、稀に眠気が強くなり、一日中眠ってばかりいる過剰睡眠を生じる人もいます。そのほかに、身体が疲れやすい、食欲や性欲が低下するなどの身体症状もよく起こります。食欲が低下する結果、実際にやせてくる人もいます。

うつ病の患者の中には、疲れやすい、やせてきたといった身体の症状を強く訴えて、内科などを受診し、適切な診断、治療を受けないでいる人がいるといわれます。このような身体症状の目立つタイプを「仮面うつ病」ということがあります。身体の症状によって、うつ病の精神的症状が隠されているという意味があります。

またうつ病の特徴として、朝方症状がひどく、夕方になるにしたがって改善する傾向のある方がいます。これを症状の日内変動があるといいます。

b　うつ病の病前性格と誘因

ところで、昔からよく知られている興味深い事実に、うつ病を発病する人には特徴的な病前性格が存在することが知られています。わが国で下田光造先生という精神医学者がこのことを指摘され、先生はこの性格を「執着性格」と名づけています。それは仕事熱心、徹底的、正直、几帳面、義務責任感の強いといったことを特徴とする性格です。これを逆にいいますと、ずぼらでチャランポランな性格の人はうつ病にはなりにくいといえるかもしれません。

うつ病の病相は全く何のきっかけもなく発症することもありえますが、多くの場合、何らかの誘因が存在していることが多いのです。その誘因はやはりストレスに関連したものが多く、人間関係や職場での悩みに関連したものです。しかし、普通の人にはあまりストレスとならないような出来事も、素質をもった人にはうつ病発症のきっかけとなることがあります。例えば、引っ越しとか昇進などがうつ病発症の誘因になることがあります。

結局、うつ病になりやすい人は、自分なりの秩序を築き、その中で与えられた仕事をこなしていくことは得意ですが、自分なりに築きあげた秩序が少しでも乱されるとき、それが大きな負担になるものと考えられます。**図7-3**にうつ病発症のメカニズムを示しました。うつ病を発症しやすい、ある程度遺伝的素質をもった人が、物事にうちこみやすい性格に加えて過度のストレスの加わったとき、うつ病が発症するのでしょう。

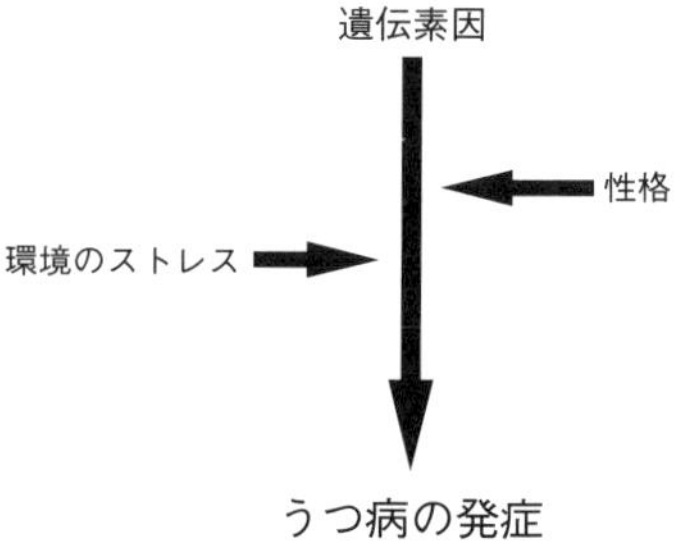

■図7-3　うつ病発症の要因

c　うつ病の経過

このようなうつ病の病相は数カ月、時には一年以上も持続することがありますが、原則として完全に治る性質のものです。しかし、なかには長期にわたって、うつ病が遷延し、回復しない患者もいます。

元アナウンサーの小川宏さんや、俳優の高島忠夫さんなどの有名人で、自分はうつ病であったと公表される方々も増えてきたので、一般の人の間でもうつ病についての関心や認識が強まっている感じがあります。

(2) うつ病の薬による治療

自殺観念が強いなど重症であれば入院させて治療し、比較的軽症であれば外来通院で治療していきます。治療は抗うつ薬を主に使用します。

抗うつ薬は落ち込んだ気分を上昇させ、思考力や集中力の減退や意欲の低下を改善し、不安感や焦燥感を鎮静させます。抗うつ薬を使用すると、このようにうつ状態から早く脱することに役立ちます。

しかし、抗うつ薬は多くの場合、投与開始後、二～三週間しないと効果が発現しません。そこで、そのことを患者や家族に話しておく必要があります。

抗うつ薬の投与は少ない量から徐々に増量するやり方が基本であり、特に高齢者は副作用を生じやすいので最少量から開始したほうが安全です。

抗精神病薬と同様、抗うつ薬も単剤で使用することが原則です。また、うつ病患者は不安焦燥感や不眠を伴うことが多いので、抗うつ薬とベンゾジアゼピン系の抗不安薬を併用することも多く行われています。

うつ病は原則として、完全に正常な精神状態に回復する病気ですので、以前はうつ病の症状改善後は徐々に減薬し、完全に薬剤を中止することが多かったのです。しかし、最近は、うつ病は再発が非常に多い病気であり、うつ症状の回復後も抗うつ薬を長期間持続して服用したほうが再発予防に役立つという考え方が広まってきています。

表7-1に、抗うつ薬のリストを載せておきます。

■表7-1　主な抗うつ薬

一般名	商品名（代表的なもの1つ）	
三環系抗うつ薬（第一世代）		
イミプラミン	トフラニール	
クロミプラミン	アナフラニール	注射薬あり
アミトリプチリン	トリプタノール	注射薬あり
トリミプラミン	スルモンチール	
ノリトリプチリン	ノリトレン	
第二世代		
アモキサピン	アモキサン	
ロフェプラミン	アンプリット	
ドスレピン	プロチアデン	
マプロチリン	ルジオミール	
ミアンセリン	テトラミド	
セチプチリン	テシプール	
トラゾドン	レスリン	
SSRI		
フルボキサミン	ルボックス	強迫性障害にも有効
パロキセチン	パキシル	パニック障害にも有効
SNRI		
ミルナシプラン	トレドミン	
ベンザミド系		
スルピリド	ドグマチール	

a　三環系抗うつ薬

従来からよく使用されてきた抗うつ薬は三環系抗うつ薬と呼ばれており、これにはイミプラミン、アミトリプチリンなどの薬剤が含まれます。炭素環が三個連結している化学構造を有しているところから、三環系と呼ばれています。

これら三環系抗うつ薬の問題点として、

①　有効性は決して高いものではなく、反応率は七〇％程度であり、残りの三〇％のうつ病患者はこれらの薬剤に十分に反応してくれないこと。

②　速効性に欠け、通常効果発揮まで約二週間を要すること。

③　不快な副作用を伴いやすいこと。

があげられています。

うつ病は完全に回復するのが原則ですが、実は抗うつ薬投与によってもよくならない難治性うつ病の患者もかなり多いのです。そのような場合に、三環系抗うつ薬に加えて、抗躁薬である炭酸リチウムを併用したり、甲状腺ホルモンを併用したりすると増強効果があるといわれています。また、もしも薬で少しもよくならない場合には、今でも電気けいれん療法を行います。電気けいれん療法はうつ病にはかなり有効です。

三環系抗うつ薬はアセチルコリン受容体遮断作用を強くもっており、そのために自律神経系の副交感神経抑制作用が副作用として出現してきます。例えば、口渇、排尿障害、便秘を生じやすいのです。さらに脳のアセチルコリン受容体を遮断すると、高齢者の場合、知的能力の障害まで起こすことがあるといわれています。その理由としては、脳内のアセチルコリン系が記憶などの知的能力の発現に関与しているとの可能性が強く、アセチルコリン受容体を遮断する薬は人の知的能力に悪影響を与えるとの見方が強いのです。

また、三環系抗うつ薬はアルファー1アドレナリン受容体遮断作用も強く、その結果、起立性低血圧を生じることもあります。それ以外に心臓への毒性もあり、自殺などの目的で過剰に服用すると致命的になることがある、などの問題がありました。

b　第二世代の抗うつ薬

そのため、これらの副作用を抑えて、しかも抗うつ効果は保持している第二世代の抗うつ薬が製薬会社により開発されてきています。これらにはアモキサピン、マプロチリンなどがあり、確かに第一世代の三環系抗うつ薬よりは副作用が軽減されてはいましたが、それでも決して十分なレベルに達しているとはいえませんでした。

c　選択的セロトニン再取り込み阻害薬

そのような状況のもとに、選択的セロトニン再取り込み阻害薬（selective serotonin reuptake inhibitor：SSRI）と呼ばれる薬剤が登場してきました。わが国では、フルボキサミンとパロキセチンが使用可能になりました。ＳＳＲＩについては人格改造薬などといわれて、マスコミでも取り上げられることがあり、話題となった薬です。

これらは確かに副作用は少なく、したがって老人などにも使用しやすい利点がありますが、肝心の抗うつ作用は従来の抗うつ薬に比較して、特にすぐれているということはいえないようです。むしろ、第一世代や第二世代の抗うつ薬に比較して、抗うつ効果はやや弱いのではないかとの印象さえもつ臨床家もいます。

ただし、ＳＳＲＩの特徴として、強迫性障害、パニック障害などうつ病以外の精神障害への有効性が着目されています。

ＳＳＲＩのパロキセチンを若年者のうつ状態に使用すると自殺を誘発するおそれがあるとされ、最近、18歳未満のうつ病患者に使用することが禁止されました。

d　SNRIなど

さらに最近、ミルナシプランというセロトニン・ノルアドレナリン再取込み阻害薬（serotonin-noradrenaline reuptake inhibitor：SNRI）系統の薬が使用されるようになりました。ＳＮＲＩも副作用は少なく、しかもＳＳＲＩよりも抗うつ効果に優れているといわれています。

なお、モノアミン酸化酵素阻害薬系統の薬剤は古くから使用されてきた抗うつ薬であり、今でもアメリカなど外国では使用されていますが、現在日本では使用されていません。

(3) 抗うつ薬の作用メカニズム

それでは、抗うつ薬は脳の中でどのように作用して、その抗うつ効果を発揮しているのでしょうか。

a 三環系抗うつ薬の作用メカニズム

三環系抗うつ薬はおもに、ノルアドレナリンあるいはセロトニン作動性神経のシナプスに作用します。三環系抗うつ薬はノルアドレナリンあるいはセロトニンのトランスポーター（運び屋）に結合して、それらのシナプス前部神経終末への再取り込みを阻害し、シナプス間隙のこれら神経伝達物質の濃度を増加させるように作用しています。その結果、シナプス後部神経細胞上のノルアドレナリンやセロトニン受容体に結合する伝達物質の量を増やします（**図7-4**）。つまりノルアドレナリンやセロトニンの情報伝達の効果を増強するのです。

三環系抗うつ薬はこのようにノルアドレナリンとセロトニンの両方に作用しますが、三環系抗うつ薬の中でもクロミプラミンという薬は、ノルアドレナリンへの作用よりもセロトニンへの作用の

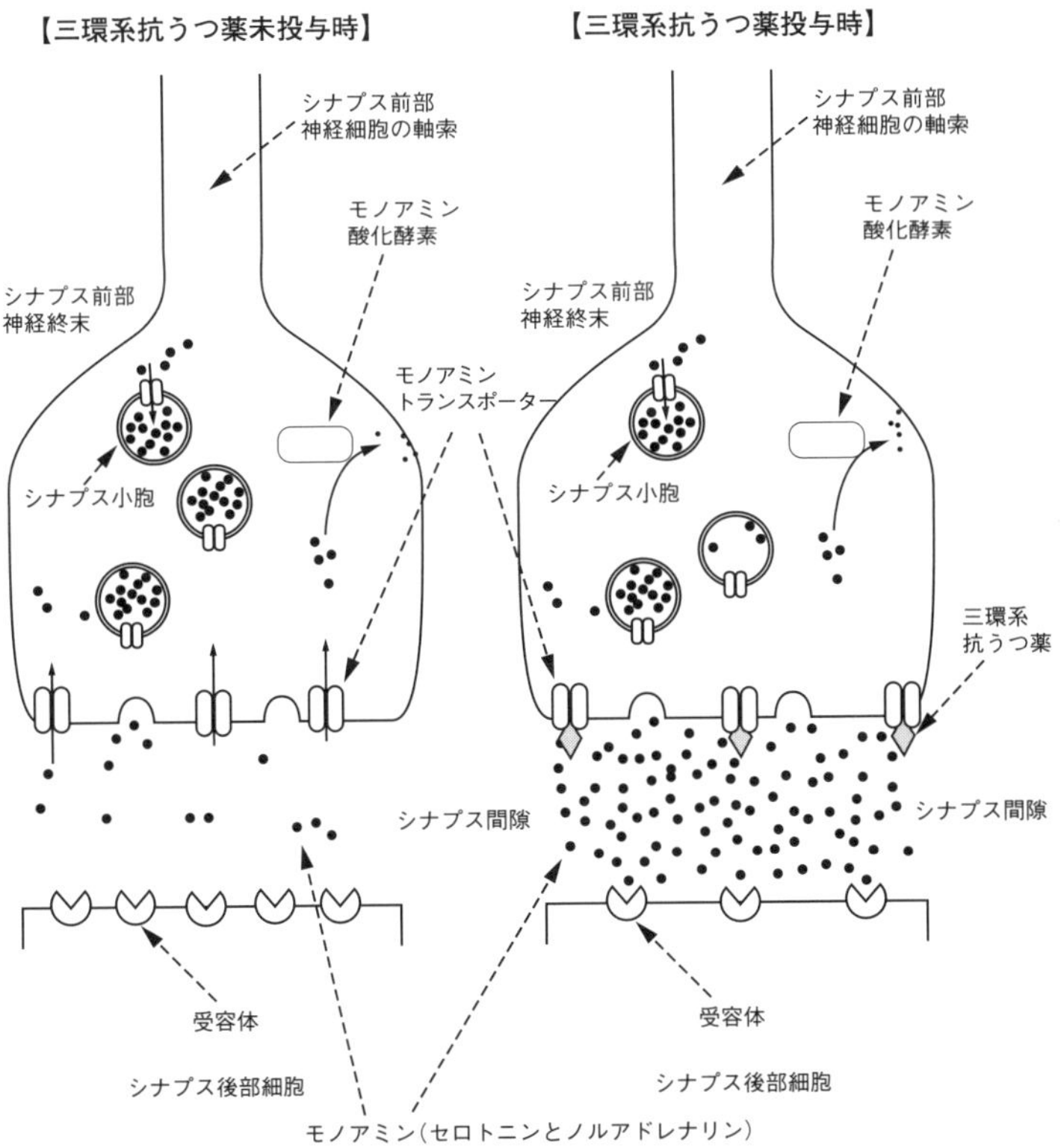

従来の三環系抗うつ薬は、モノアミン（ノルアドレナリンとセロトニン）神経終末にあるモノアミントランスポーターに結合して、モノアミンの神経終末への再取り込みを妨げる。するとシナプス間隙でのモノアミン量が増え、モノアミンによる情報伝達が増える。SNRIも同様の作用をもっている。SSRIはセロトニンの再取り込みだけを抑え、ノルアドレナリン再取り込み阻害作用はない。──►はモノアミンの移動方向を示す。

■図7-4　抗うつ薬の作用

ほうがかなり強いという点で特徴があります。しかし、三環系抗うつ薬はノルアドレナリンとセロトニンのトランスポーターへ結合するばかりでなく、アセチルコリン受容体、ヒスタミン受容体、アルファー1アドレナリン受容体遮断作用も有しており、それが副作用として現れてしまいます。

b モノアミン酸化酵素阻害薬の作用メカニズム

また、モノアミン酸化酵素阻害薬は、その名前の示すようにノルアドレナリンあるいはセロトニンのようなモノアミンを代謝する酵

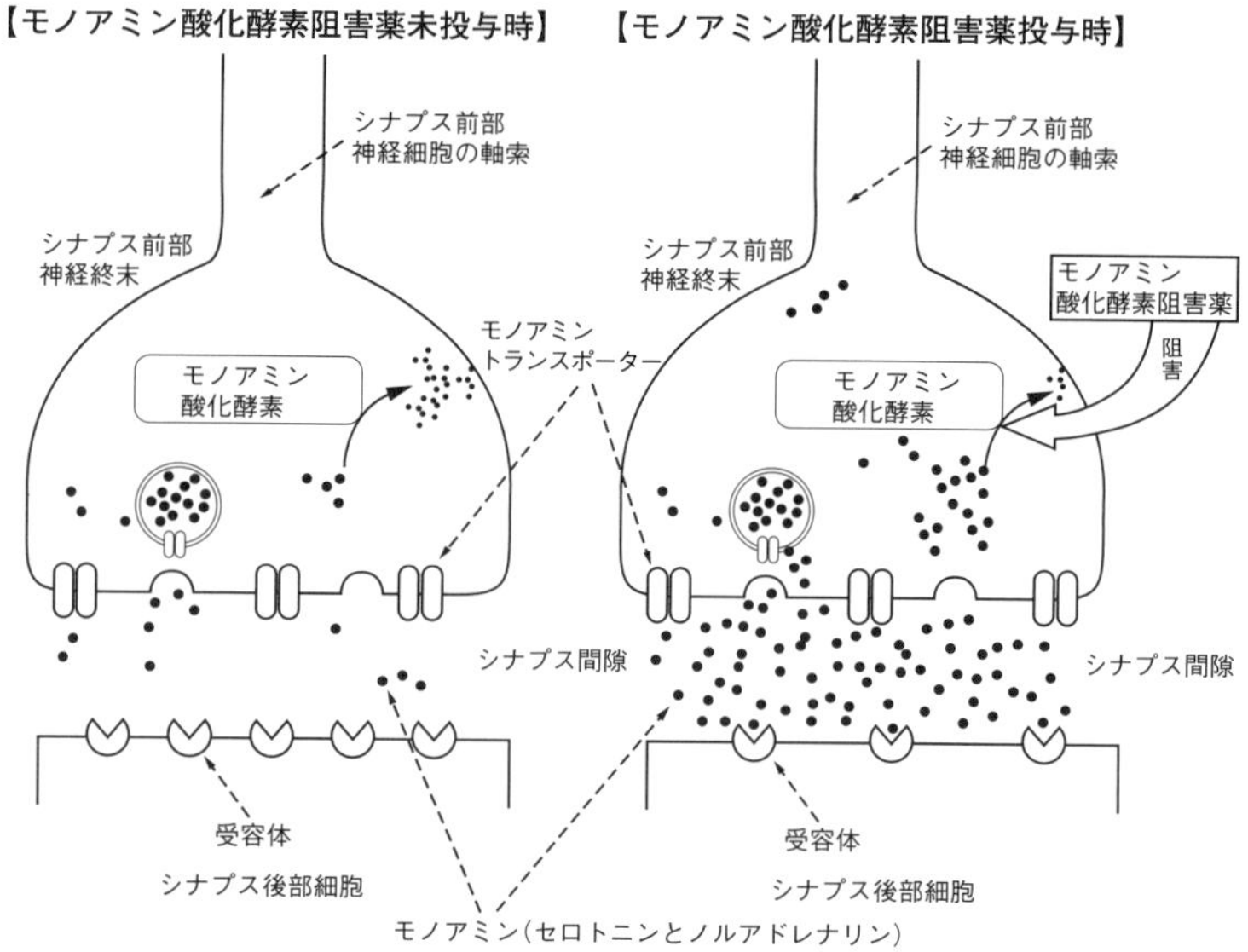

モノアミン酸化酵素阻害薬は、モノアミン（ノルアドレナリンとセロトニン）神経終末内のモノアミン酸化酵素を抑制する。そのため、モノアミンの分解が抑えられてモノアミン量が増え、モノアミンによる神経伝達が増える。

■図7-5　モノアミン酸化酵素阻害薬の作用

素であるモノアミン酸化酵素の働きを抑えて、脳内のモノアミン含量を増加させる方向に作用します（**図7-5**）。したがって、三環系抗うつ薬とモノアミン酸化酵素阻害薬はその作用部位は異なっても、脳内でノルアドレナリンとセロトニンの神経伝達を増加させるように作用することは同じです。

モノアミン酸化酵素阻害薬は、ワイン、チーズ、ビールなどのチラミンという昇圧物質を含む食物を摂取すると、このチラミンという物質の分解も抑えてしまうので、高血圧を起こす副作用が強く出ることがあります。さらに肝機能障害も起こしやすく、わが国では使用されなくなってしまいました。

しかし最近、副作用の出にくい新しいモノアミン酸化酵素阻害薬系抗うつ薬も開発中です。

c　ミアンセリンの抗うつ効果─シナプス前部アルファー2自己受容体への作用

第二世代以後の抗うつ薬には、ノルアドレナリンのみ、あるいはセロトニンのみの再取り込み阻害作用をもっているものがあります。

第二世代の抗うつ薬に入るものの中に、ミアンセリンという薬物があります。この薬にはモノアミン再取り込み阻害作用はあまりなく、アルファー2アドレナリン受容体遮断作用がその抗うつ効果と関係していると考えられます（**図7-6**）。

アルファー2アドレナリン受容体はノルアドレナリンのシナプス前部神経終末に存在し、自己受容体としての機能を営んでいると考えられています。受容体は一般にシナプス後部に存在して、隣接する神経細胞から放出される神経伝達物質を受け取るためのものです。しかし、自己受容体は自分の出す神経伝達物質を受け取り、もしも神経伝達物質の放出量が多すぎる場合には、その放出を抑制するように調節する役目を行っています。つまり、ノルアドレナリン神経からのノルアドレナリン放出量が多すぎる場合には、シナプス前部にあるアルファー2アドレナリン受容体を介してノルアドレナリン放出に抑制がかかります。

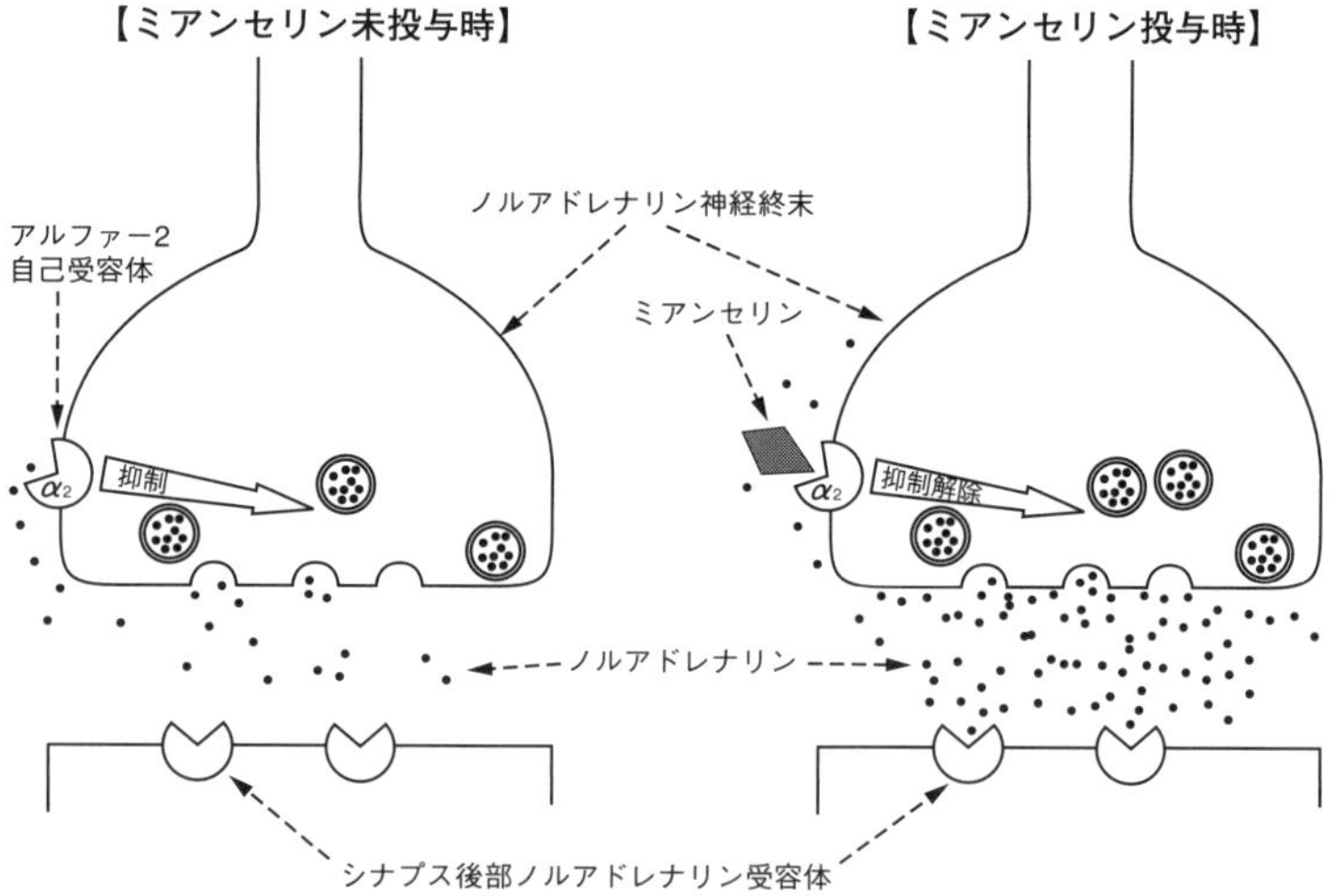

ノルアドレナリン神経終末にはアルファー2（α2）アドレナリン自己受容体があって、ノルアドレナリン放出が増えすぎると、神経終末からのノルアドレナリン放出に抑制をかけている。ミアンセリンという抗うつ薬は、アルファー2アドレナリン自己受容体を遮断して、この陰性フィードバックを解除し、その結果ノルアドレナリンの放出が増える。

■図7-6　アルファー2アドレナリン自己受容体と抗うつ薬

ミアンセリンはこのアルファー2アドレナリン自己受容体を遮断するので、ノルアドレナリン放出に抑制がかからなくなり、結果としてノルアドレナリンによる神経伝達が増加してきます。つまり、ミアンセリンも三環系抗うつ薬やモノアミン酸化酵素阻害薬と作用メカニズムは異なっても、ノルアドレナリンによる神経伝達を増強することに変わりはないことになります。なお、セチプチリンという抗うつ薬も、ミアンセリン類似の作用機序をもつとされています。

d　SSRIとSNRIの抗うつ作用メカニズム

SSRIはセロトニンの再取り込み阻害作用のみを有しており（図7-4）、それ以外の受容体やトランスポーターへの作用がありません。したがって、SSRIはセロトニンの神経伝達増加作用だけをもっています。前に述べたように、SSRIは副作用は少ないものの、抗うつ効果はやや劣るといわれています。

SNRIはノルアドレナリンとセロトニンの再取り込みを阻害しますが（図7-4）、それ以外の受容体へは結合しません。つまり、SNRIはノルアドレナリンとセロトニンの両方の神経伝達を増加します。SNRIは副作用が少なく、抗うつ効果はSSRIよりも高いといわれています。

以前から、ノルアドレナリンとセロトニンのどちらの伝達物質の作用を増やすことが抗うつ効果と関係しているのか、よくわからず、その点で議論が続いていました。前記のように、抗うつ薬の中にはセロトニンのみ、ノルアドレナリンのみ、あるいは両方の伝達物質を増やすものなどがあったからです。

一応、セロトニンのみ、あるいはノルアドレナリンのみの作用を増強しても抗うつ効果は得られるが、セロトニンとノルアドレナリンの両方の作用を増強するとさらに抗うつ効果が高まるということかもしれません。

e　レセルピンとうつ病

他方、レセルピンという薬剤があります。これはかつて統合失調症の治療にも使われた薬ですが、血圧を下げる副作用があるため、統合失調症治療薬としては今日ほとんど使用されなくなっています。しかし、その降圧作用を利用して、レセルピンは一時高血圧に対し降圧剤としてさかんに使用されたことがありました。ところが降圧剤としてレセルピンを使用した人の中から、かなり多数が副作用としてうつ状態を生じると報告されたのです。なお最近は、レセルピン以上にすぐれた降圧剤がたくさん開発されており、今日レセルピンは降圧剤としても臨床的に用いられなくなっています。

レセルピンの作用機序は前述のとおり、モノアミン（ノルアドレナリンやセロトニン）を枯渇させる働きをもっています。つまり、モノアミンによる神経伝達を減らしてしまいます（69ページ**図4-2**）。

抗うつ薬はノルアドレナリンやセロトニンの作用を増強し、他方、抑うつを引き起こすレセルピンはノルアドレナリンやセロトニンの作用を減弱させます。

これらのことから、うつ病という精神障害の原因は脳内でのモノアミン（ノルアドレナリンやセロトニン）による神経伝達が低下しているという、モノアミン仮説が生まれてきました。しかし、ノルアドレナリンとセロトニンのいずれがうつ病の病態により関係しているのか、今でもよくわかっていないことは前述したとおりです。おそらくは両モノアミンが相互に関連してうつ病症状を発現させているのでしょう。

f　スルピリドの抗うつ作用—抗うつ作用とドーパミンとの関係

なおスルピリドという薬はベンザミド系薬剤であり、選択的なD2ドーパミン受容体遮断作用をもっています。したがって、抗統合失調症効果のある薬ですが、少量を使用すると抗うつ効果のあることが知られています。

それではなぜ少量のスルピリドに抗うつ効果があるのでしょうか。ドーパミン作動性シナプスにも、シナプス後部受容体に加えてシナプス前部自己受容体が存在します。少量のスルピリドはおそらくシナプス前部D2ドーパミン自己受容体を遮断するので、ドーパミンの放出がさかんになり、それが抗うつ効果と関係していると考えられます（**図7-7**）。

パーキンソン病という脳内のドーパミンが減少して起こる神経病に抑うつ症状を伴いやすいことも知られており、うつ病の発生には脳内のノルアドレナリンやセロトニンの異常のみならずドーパミン系の神経伝達減少も関係しているのではないかとの説もあるのです。

g　セロトニン神経活動と抗うつ効果発現との関係

なお、抗うつ薬は一般に、投与直後に抗うつ効果を出すことはあまりありません。連続投与して約二週間後に抗うつ効果が出現することが多いのです。この理由として、特にセ

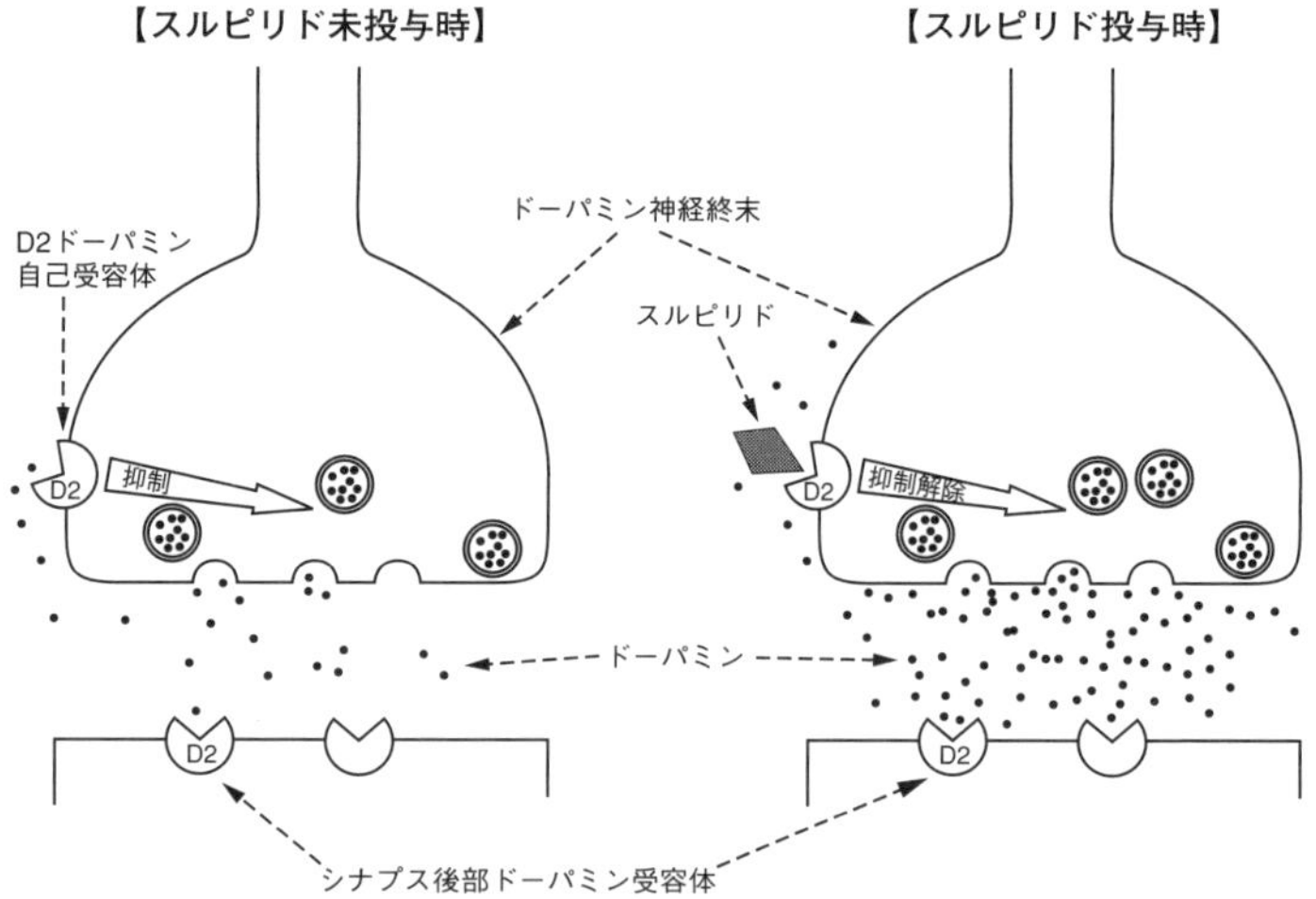

ドーパミン神経終末にはD2ドーパミン自己受容体があって、ドーパミン放出が増えすぎると、神経終末からのドーパミン放出に抑制をかけている。スルピリドという薬はD2ドーパミン自己受容体を遮断して、この陰性フィードバックを解除し、その結果、ドーパミン放出を増やす。

■図7-7　スルピリドと抗うつ作用

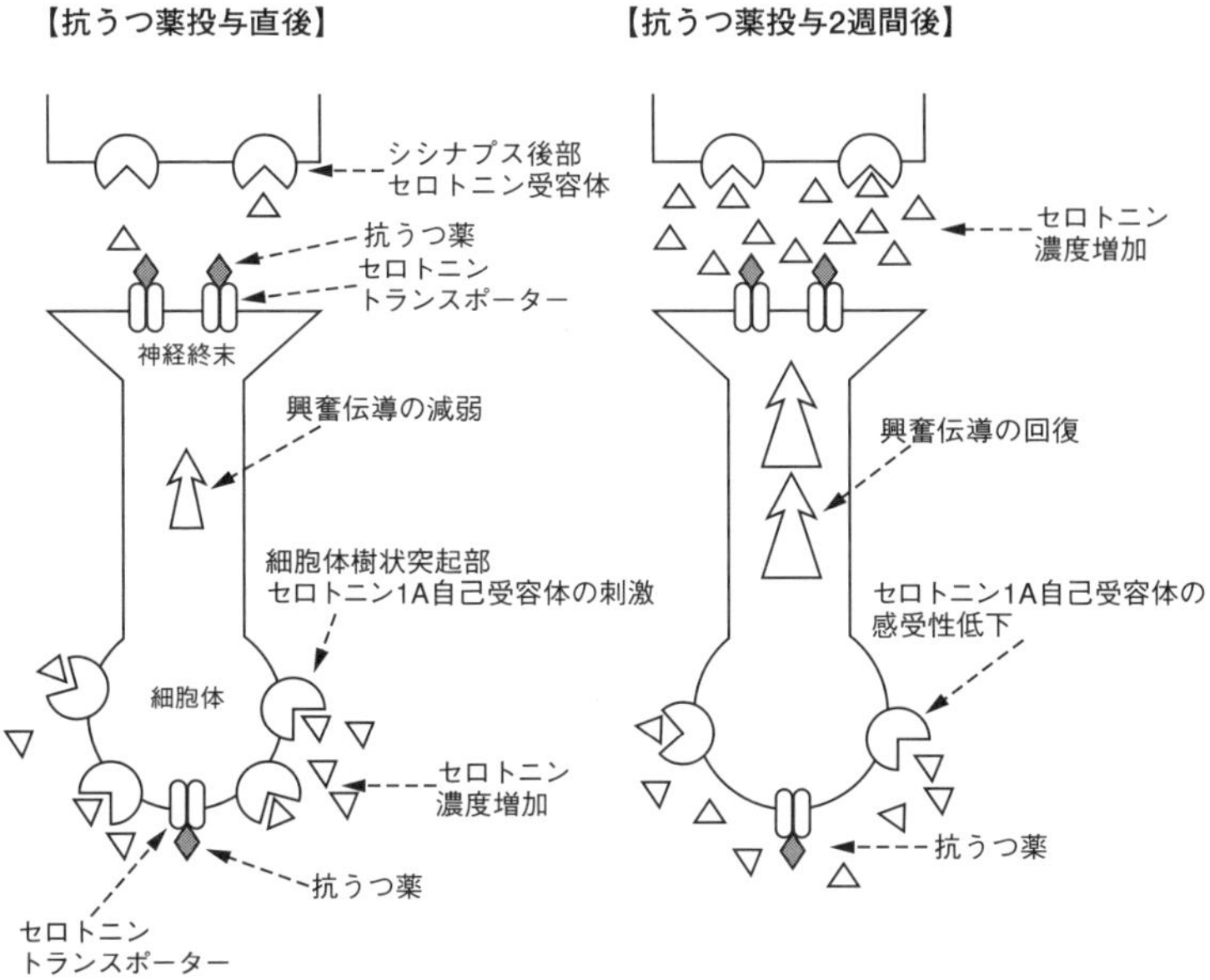

セロトニン神経細胞体にはセロトニン1A受容体があって、これは自己受容体として働き、細胞体周辺のセロトニン濃度が高いと、陰性フィードバックをかけてセロトニン神経細胞の興奮を抑え、セロトニン神経終末からのセロトニン放出を抑制する。セロトニン再取り込みを抑制する抗うつ薬投与直後は、セロトニン細胞体にもセロトニントランスポーターが存在するので、そこでのセロトニン取り込みが抑えられ、セロトニン神経細胞体周辺でのセロトニン濃度が増える。増加したセロトニンがセロトニン1A自己受容体を刺激するので、陰性フィードバックがかかってセロトニン神経細胞の興奮が抑えられる。そのため、セロトニン神経終末での抗うつ薬による再取り込み阻害によって生じるべきセロトニン増強作用が打ち消される。2週間連続して抗うつ薬が投与されると神経細胞体上のセロトニン1A自己受容体の感受性低下が起こり、陰性フィードバックが解除される。セロトニン神経細胞の興奮伝導が回復し、終末部位のトランスポーターに対する抗うつ薬のセロトニン再取り込み抑制によるセロトニン濃度増強効果が現れる。こうしてシナプス間隙でのセロトニン濃度が増加し、セロトニン神経伝達が増える。

■図7-8　セロトニン神経と抗うつ作用

ロトニン再取り込み阻害効果の強い抗うつ薬の場合には、薬剤投与直後はセロトニン神経細胞体の周辺で増加したセロトニンがセロトニン細胞体樹状突起部の自己受容体（これはセロトニン1Aタイプ）を刺激して陰性フィードバックがかかり、神経終末からのセロトニン放出に抑制をかけるように作用します。その結果、セロトニン神経終末からのセロトニン放出が抑制されて、神経終末付近での抗うつ薬によるセロトニン濃度増加作用を打ち消してしまうため、抗うつ効果も出現しないと思われます。

しかし、抗うつ薬を長期間投与すると自己受容体の感受性が低下し、セロトニン神経細胞興奮が回復します。すると神経終末部位での本来の抗うつ薬によるセロトニン濃度増強効果が現れて、それに伴って抗うつ効果も発現すると思われます。**図7-8**にセロトニン神経系と抗うつ作用発現の関係を示します。

(4) 抑うつ状態を生じるさまざまな原因

a うつ病以外で抑うつを引き起こす病気

ところで、人間が憂うつになるのは、何もうつ病という病気の人に限ったことではありません。いろいろな場合に抑うつ的になりえます。例えば、誰でも親しい人が急に亡くなったり、勤め先の会社が倒産して失業するといった体験をすれば、このような心理的なことが原因となって、憂うつになったり、不安になったりします。しかしこのような状況は、うつ病を誘発する原因にもなります。心因性に一過性に生じるうつ状態と、うつ病との鑑別としては、うつ状態が二週間以上連続しているときは、うつ病の可能性が高いとされています。

また多くの人の中には、性格的に考え込みやすく落ち込みやすい人がいて、慢性的に憂うつ感を訴える人もいます。例えば、憂うつな気分がほとんど一日中存在し、食欲がなかったり、不眠であったり、気力が落ちていたり、集中力がなかったり、たえず絶望感に悩んでいるような人たちがいます。以前はこのような人たちは神経症の一つのタイプと考えて、抑うつ神経症と呼んでいたこともありました。最近の分類では気分変調症といい、広い意味でうつ病の仲間であるとみなす考えが強くなっています。うつ病が回復したあと、後遺症のようにこのような症状が長引いている人もいます。

また、統合失調症の患者が、その経過中に抑うつ症状を出すこともあります。統合失調症では、特に急性の幻覚妄想が抗精神病薬による治療で軽快したあとで、抑うつ的になる人がいます。

さらに身体の病気（特に膠原病やホルモンの病気）や、脳の器質的疾患で抑うつ症状を出す人もいます。特に、脳血管性痴呆では抑うつ的になりやすいことが指摘されています。

b　うつ状態全般に対する抗うつ薬の有効性

このように、人が抑うつ的になるということは、幅広い病気に伴って起こりうることです。したがって、治療は、もしもともとの病気があれば、まずその病気を治す必要があります。甲状腺ホルモンの分泌が減少して起こる粘液水腫という病気では、疲れやすくなったり、憂うつになることがあり、そのような場合には甲状腺ホルモンの投与で症状がよくなることがあります。他方、心理的なことが原因で憂うつになっている人には、カウンセリングが必要でしょう。

しかし、このような内因性うつ病以外の多彩な出来事が原因で抑うつ的になっている人たちにも抗うつ薬がよく使われており、有効な場合が多いのです。例えば、心理的なことが原因で抑うつ的になっている人、統合失調症あるいは脳血管性痴呆に伴って抑うつを生じている患者に抗うつ薬を少量投与すると、ある程度軽快することが多いのです。

おそらく抑うつと関連する脳内モノアミン系は、心理的ストレスによっても変動するのでしょう。また、脳に器質的な変化が生じてモノアミン系が変性、脱落してくれば、その結果として抑うつ症状をきたしてくることも考えられます。したがって、うつ病以外の多彩な疾患に伴う抑うつ状態に抗うつ薬が有効であっても、不思議ではないと考えられます。

うつ病の症例 1

E氏は五十七歳の会社員。

大学卒業後、一流といわれる会社に就職し、高度経済成長とその後のバブル期、さらには不景気の時代へと時代は変遷しても、その間一心に働いてきました。几帳面で真面目に仕事をし、他人への気配りもよいE氏に対して、上司・同僚からの信頼感は厚いものがありました。

さて、この不景気の時代に、一流といわれたE氏の勤務先も企業存続のためには大リストラ策を実行せざるをえなくなり、E氏が特に抜擢されて人事部長となり、この大役を引き受けさせられました。首切り役などを行うことは気がすすまなかったE氏でしたが、会社存続のためにはやむをえないことは承知しており、またほかに人はいないからと説得されて、断りきれずに引き受けた任務でした。

人事部長となって二、三カ月した頃からE氏のようすに変化が現れ始めました。疲労感が表情に出始め、考え込むようすが目立つようになりました。どことなく仕事の能率も低下しているように周囲には感じられ、案じた者たちが飲みに連れ出してE氏を強く励ますといったこともありました。

会社ではそれでも何とかがんばっているようにふるまっていましたが、家庭では明らかに異変が感じられました。酒量が増え、ため息が多くなり、口数が減り、食欲が落ちてやせ始め、寝つかれないようすで寝返りをうち、朝早く目がさめてしまうようなのです。それまでよく目を通していた新聞も読まなくなり、唯一の趣味であった日曜日の囲碁の番組さえ見なくなりました。「もうだめだ。死にたい」などとぽつりと口走ることがあります。また、家の経済状態のことを心配し始め、今後生活していけるのかどうかと口にするようになりました。奥さんが「子どもも学校を卒業し、貯金もあり、親の遺産もある程度あてにできることから全く心配はない」と説得しても、何やら納得しかねるようすです。奥さんが心配して、「少し休んだらどうか、医者に行ったほうがよいのではないか」と言っても、E氏は「心配ないよ」と言うだけでした。

ある日、珍しくE氏が朝遅くまで寝ているので、奥さんが寝室に見にいったところ、寝床の中でぐうぐうと眠り続けるE氏のまくら元に睡眠薬らしきものの薬袋がころがっているのが発見されました。E氏は実は「眠れない」との症状を近くの内科の医師に訴えて睡眠薬を処方されており、それをまとめておいて大量に服用して自殺をはかったのです。

救急病院に入院して回復したE氏は、その後、精神科を受診し、うつ病であると診断され、入院治療を受けることになりました。仕事のプレッシャーが引き金となって、うつ病に罹患していたE氏は、根が真面目なだけにがんばろうと努力をしたのですが、意欲がわかず能率もあがらず、リストラの対象となる社員たちへの罪責感にさいなまれ、すべてを悲観的に考えるようになっていたのです。

入院による休養と、抗うつ薬による治療を行いました。入院当初は自殺の危険性があり、看護師たちもたえず、目を光らせなければならない状況でした。時に病室の壁に頭を打ちつけるような行動さえみられました。「家は破産状態で一家は生き延びていくことはできない」「首切りなどの不当な行為を行ったので、警察に逮捕される。刑事が家に監視に来ていた」などの言動もありました。このようにうつ病が重症になると、妄想が出てくることがあります。

医者は電気ショック療法も考慮しましたが、ご家族が難色を示したこともあり、しばらく薬物療法だけで、自殺には特に注意しながら経過をみることにしました。妄想の強いうつ病にはアモキサピンという抗うつ薬が有効なことが多いので、これを使用してみました。一カ月ほど経つとE氏は徐々に元気を回復し、食欲も出始め、表情にも笑顔がみられるようになりました。三カ月後に完全に回復して退院しました。

回復後はうつの極期の頃を振り返って、なぜ自分があのような状態に陥ったのかよくわからないと述べています。会社ではやや軽いポジションに変えてもらい、その後は問題なく過ごしています。抗うつ薬は徐々に減量しましたが、完全にやめてしまうと何となく不安感が生じるとのことで、少量の抗うつ薬を服用しながら経過をみているところです。

このように、うつ病はどんなに重症であっても必ず回復するという性質をもっています。なお妄想を伴ううつ病には、抗うつ薬に加えて抗精神病薬を併用すると有効性が高まるという意見があります。アモキサピンは、ノルアドレナリン再取り込み阻害作用に加えて弱いながらも抗精神病薬と同じようなD2ドーパミン受容体遮断作用ももっているので、そのことが妄想を伴ううつ病に有効性を示す理由ではないかと考えられています。

うつ病の症例 2

R子さんは中年の主婦、パートでスーパーの売り場で働いています。几帳面で真面目なため職場での評判は上々です。

一人娘が遠くの大学に進学したため、夫婦二人の生活になりました。はじめはこれで長い間の子育ての重荷から解放されてほっとしたなどと感じていましたが、そのうちに、これまでいつもそばにいて、いろいろと話し相手になっていた娘がいなくなったことで、ぽっかりと心の中に穴があいたような気がしてきました。ご主人は勤めが忙しいと称して、R子さんの話し相手にはなってくれません。そのうちに徐々に眠れなくなり、気持ちが沈みこみ、仕事の能率が落ちてきました。何となく寂しい悲しいという気分が生じ、一人でいるときなど涙が流れてくることもあります。しかし、死にたいという気持ちまでは生じません。どことなく身体がだるく、疲れた気もします。

R子さんは自分でもこれはおかしいと思い、最近耳にすることが多い、うつ病ではないかと自己診断をして、精神科クリニックを受診しました。医者の話では確かに、軽いうつ病の可能性が高いとの診断を受け、抗うつ薬（少量のミルナシプラン）を飲み始めました。十日ほどたつと、気分が晴れやかになり、再び元気が出て物事を前向きに考えられるようになりました。今ではすっかり回復し、抗うつ薬の服用も中止して元気に生活しています。

このような子育ての終了後のうつ病を「空《から》の巣《す》症候群」といいます。

8章

抗不安薬について

1 抗不安薬の種類とその適応

抗不安薬について述べたいと思います。

(1) 不安と精神障害

何らかの不安のない人はこの世の中にいないでしょう。この不安という感情は、生物が生き残っていく進化の過程で獲得してきた必要不可欠なものといっていいかもしれません。つまり、動物が生命の危険にさらされるような状態に遭遇したとき、不安という感情を発現させて闘争ないし逃走(fight or flight)することにより、生き残ってきたのでしょう。しかし、ストレスの強い現代社会にあっては、この不安という感情が強すぎる結果、心身の不調をきたす人を多く生じることになります。

(2) ベンゾジアゼピン系薬剤の使用される病気

この不安を軽くする薬の代表がベンゾジアゼピン系の抗不安薬といわれるものです。この系統の薬は人の緊張、不安、焦燥感を軽くする作用があります。

現在、この薬剤は多くの病態に対して、幅広く処方されています（図8-1）。

まず第一に、ベンゾジアゼピン系薬物は、心理的原因で不安を生じる病気である神経症の患者に処方されることが多く行われています。

うつ病では、抑うつに加えて、不安感、焦燥感を伴うことが多いので、うつ病の患者には抗うつ薬に加えて、抗不安薬が処方されることがよく行われています。

さらに、ベンゾジアゼピン系薬物は抗不安作用のみならず、眠気を起こしたり、けいれんを抑える作用もあるので、睡眠薬あるいは抗けいれん薬としても使用されます。また筋肉の弛緩作用も有しているので、肩こりや筋緊張性頭痛などに使用されることもあります。

ベンゾジアゼピン系薬剤の重要な使い道に、けいれん重積状態への使用があります。けいれん重積状態とは、てんかんや脳炎が原因でのけいれん発作が長く続きすぎる状態をいいます。脳に永久的な傷を作ることがあり、ひどいと

ベンゾジアゼピン系薬剤

⇩

抗不安・鎮静作用 → 神経症、心身症、うつ病の不安焦燥
アルコール依存症の離脱（振戦せん妄）

睡眠作用 → 不眠症、統合失調症や躁うつ病に伴う不眠

抗けいれん作用 → てんかん

筋弛緩作用 → 筋緊張性頭痛、肩こりなど

■図8-1　ベンゾジアゼピン系薬剤の有効な症状

死亡することもあるので、臨床的に重要な状態です。このようなときに、ベンゾジアゼピン系薬剤のジアゼパムを静脈注射することで、よい効果をあげることがあります。

その他、抗精神病薬の副作用で生じるアカシジアや急性ジストニアにジアゼパムが有効なことが知られています。

また、アルコール依存症の人が急に飲酒を中断したときに起こる、せん妄状態にも、ベンゾジアゼピン系薬剤が有効です。ジアゼパムを注射して使用することがよく行われます。せん妄状態とは意識障害の一種ですが、単純に意識水準が低下するだけの普通の意識障害とは異なり、意識のくもりに加えて、不安、恐れ、活発な錯覚、幻覚、妄想などが出現し、興奮をきたすような状態を指します。薬物依存や器質性精神障害で生じやすい症状です。

(3) 抗不安薬の種類

抗不安薬としてはベンゾジアゼピン系の抗不安薬が圧倒的に多いのですが、セロトニン受容体作動薬も抗不安薬として使用されることがあります。

表8-1に、わが国で使用可能な抗不安薬のリストを載せておきます。なお、抗不安薬のことを穏和精神安定剤（マイナー・トランキライザー）と呼ぶこともあります。

ベンゾジアゼピン系抗不安薬は、血液中の半減期の長短によって、短期作用型から超長期作用型まで分類できます。なおベンゾジアゼピン系薬剤はバルビツール酸系薬剤ほどではありませんが、依存を起こすことがあります。半減期の短いものほど、依存になりやすい傾向があるといわれています。

■表8-1　主な抗不安薬

一般名	商品名（代表的なもの1つ）	
ベンゾジアゼピン系		
短期作用型		
エチゾラム	デパス	
クロチアゼパム	リーゼ	
中期作用型		
ロラゼパム	ワイパックス	
アルプラゾラム	ソラナックス	
ブロマゼパム	レキソタン	
長期作用型		
メキサゾラム	メレックス	
ジアゼパム	セルシン	注射薬あり
クロキサゾラム	セパゾン	
クロルジアゼポキサイド	バランス	
クロラゼプ酸二カリウム	メンドン	
メダゼパム	レスミット	
オキサゾラム	セレナール	
超長期作用型		
フルトプラゼパム	レスタス	
ロフラゼプ酸エチル	メイラックス	
セロトニン1A受容体作動薬		
タンドスピロン	セディール	
その他		
ヒドロキシジン	アタラックスP	

2 神経症と心身症

抗不安薬は、神経症に加えて、心理的ストレスが原因で身体の病気が起こる心身症に対してもよく使われます。

ここで、神経症と心身症について、説明しておきましょう。

(1) 神経症の種類

神経症とは従来から、心因性精神障害の代表として考えられてきました。しかし、素質的なことも無視できないといわれています。

症状は、正常人でも体験するような現象を、正常な人よりも強く、かつ長く体験するものであって、内因性精神障害のように、正常な人が体験できないような症状（例えば幻覚や妄想）は出現しません。症状の中心は不安ですが、不安がそのままの形で現れるタイプと、ほかの精神症状や身体の症状に変化して現れるタイプとが存在します。

■表8-2　神経症の分類

不安障害（不安神経症）
パニック障害、全般性不安障害
恐怖症性不安障害
社会恐怖、広場恐怖など
強迫性障害（強迫神経症）
身体表現性障害
心気症など
転換性障害と解離性障害（ヒステリー）

ここで神経症のいくつかのタイプを述べましょう（表8-2）。

a　不安障害

不安がそのままの形で現れるタイプとして、以前、不安神経症と呼ばれ、最近は「パニック障害」と呼ばれるタイプがあります。その症状は、死んでしまうのではないかというような強い不安感、恐怖感が発作的に生じることを繰り返すものです（持続は二十～三十分です）。動機がしたり、汗をかいたり、身震いがしたり、息苦しさを感じたり、胸やお腹の不快感があったり、めまい感があったり、このままでは気が狂ってしまうのではないかなどという感じを伴います。強い発作が起こっていないときでも、また次の発作が起きるのではないかという心配から逃れられないことがあります。

他方、パニック障害ほど強い不安発作は起こしませんが、何についても過度に心配し、将来のことを憂慮し、落ち着きがなく、疲れやすく、不眠に悩んでいるような慢性的に不安な状態を、「全般性不安障害」と呼んでいます。

b　恐怖症性不安障害

特定の対象に対して、強い恐れ、不安を示すものに、恐怖症性不安障害と呼ばれるタイプもあります。前述のパニック障害が、特に雑踏の中や電車の中などで起きることを恐れ、外出ができなくなったりしたときに、広場恐怖と呼ばれます。

また、社会恐怖ないし社会不安障害と呼ばれるものは、よく知らない人たちの前で他人の注視を浴びるかもしれない状況を恐れるもので、人前で話すとき、汗が出たり赤面したりして話ができなかったり、人前で字を書くとき、手が震えるなどの症状を出します。

わが国ではこれらを対人恐怖と呼び、昔から日本人に比較的多い神経症のタイプとして注目されていました。対人恐怖はまた、思春期青年期の若い人に多いという特徴もあります。対人恐怖がわが国に多い理由として、日本人は農耕稲作文化のもと和を大切にして、他人に気を使いやすい文化風土があるのではないかとの説があります。絶えず他人からどのように思われているかを気にしやすい心理状況が、対人恐怖を起こしやすいというのです。

c　強迫性障害

強迫性障害は、不必要なあるいは考えたくないことが繰り返し頭に浮かび、これを打ち消すことができず、むしろ打ち消す努力をするほど不安がかえって強くなってしまう状態をいいます。患者本人はそのような考えが不合理であり、ばかばかしいものであると認識していることが多いのです。

強迫性障害の患者さんには、そのような考えにとらわれるあまり、実際の行為を繰り返す人がいます。例えば、火の元、戸じまりをきちんと行ったかが気になり、何回も確認したりします。就眠儀式といって、夜眠りにつくとき、枕を一定のところに置くなどの手続きを必ず一定の順序で行わないと気がすまない人も強迫性障害の典型です。またそのほかに多い例として、不潔なことが絶えず気になり、電車の吊革などに触れなくなり、いつも手を洗っているなどの症状を出す不潔恐怖も強迫性障害に入ります。

d　身体表現性障害

身体表現性障害とは、実際には身体的所見が存在しないにもかかわらず、いろいろな身体症状を訴える状態を指し、心気症などが含まれます。心気症とは自分の健康が絶えず気になり、何かの身体の病気になっているのではないかと絶えず思い悩んでいる状態を指します。

e　転換性障害、解離性障害

ヒステリーとは、明らかに不快な、強く感情を動かすような心因があって、その後、直接的に引き続いて症状を出すものです。この病名は最近あまり使用されなくなり、転換性障害ないし解離性障害と呼ばれています。

転換性障害は、心因によって手足が動かないなどの運動麻痺やけいれん発作などの神経系の病気に似た症状を出すタイプをいいます。転換という用語には、心理的葛藤が身体の症状に置き換えられるという意味があります。

また解離性障害は強い心因のあとで、意識の範囲が狭まって失踪したり、ある一定の期間の物忘れ（心因性健忘）を生じたりするタイプをいいます。解離性障害とは聞きなれない病名かもしれませんが、解決困難な葛藤にさらされたとき、意識や人格の統合が一時的に失われるという意味があります。

従来は、以上のような多彩な状態を、心因が関係し、そのもとには不安という共通の基礎があるものと考えて、神経症という診断でまとめていたわけです。

したがって、神経症にはベンゾジアゼピンなどの抗不安薬が使用されるのが一般的でした。すなわち、神経症圏内に含まれる全般性不安障害、パニック障害、社会恐怖、強迫性障害にベンゾジアゼピン系薬剤が使用されます。

しかし、抗不安薬は必ずしも神経症全体に有効なわけではなく、パニック障害や強迫性障害には、抗不安薬よりもむしろ抗うつ薬（特にセロトニンの再取り込み阻害薬）がよく効くことがあるという事実が明らかになり、そのようなこともあって、最近では神経症という診断名は学問的にはあまり使用されなくなりました。アメリカの診断基準には、神経症という病名が使われていません。しかし、実際の診療や患者さんへの対応といった面では、神経症という考え方はまだまだ利用価値はあるものと考えられます。

心因性障害に関連して、最近ＰＴＳＤという言葉をよく耳にします。ＰＴＳＤとはposttraumatic stress disorderの略であって、「心的外傷後ストレス障害」と訳されます。これは、自分または他人の生命に危険が及ぶような急激かつ凄惨な状況を体験したあと、心の後遺症として長期にわたって心身の不調に苦しむ状態を指します。ベトナム戦争の帰還兵がこの症状に苦しんだため、アメリカで注目され知られるようになりました。わが国でも、大災害や犯罪の被害者のこころのケアの問題として話題になっています。

(2) 心身症とは何か

a　心身症発症の仕組み

前述のように、神経症では心理的因子が強く作用して、主に精神面の症状を出しますが、同じような心理的因子が作用しても主に身体の病気が症状として出てくるものを心身症といいます。

心身症にはいろいろな病気が含まれますが、よく知られているものに、胃十二指腸潰瘍、高血圧症、気管支喘息などがあります。拒食症も心理的ストレスにより、やせや月経停止などの身体症状を起こすので、心身症に入ります。またストレスにより下痢や便秘を繰り返す過敏性腸症候群も心身症の代表です。

心理的ストレスがなぜ身体の病気を引き起こすのでしょうか。

生体内部の環境は、さまざまなホルモン（内分泌系といいます）や自律神経系の働きによって一定の状態に保たれています。そのような働きは、人間の意思とは関係なく営まれています。胃腸などの内臓の働きも、自律神経の働きによって人の意思とは関係なく調整されています。このような自律神経やホルモン分泌の中枢は視床下部にあります。

人間に加わるいろいろなストレ

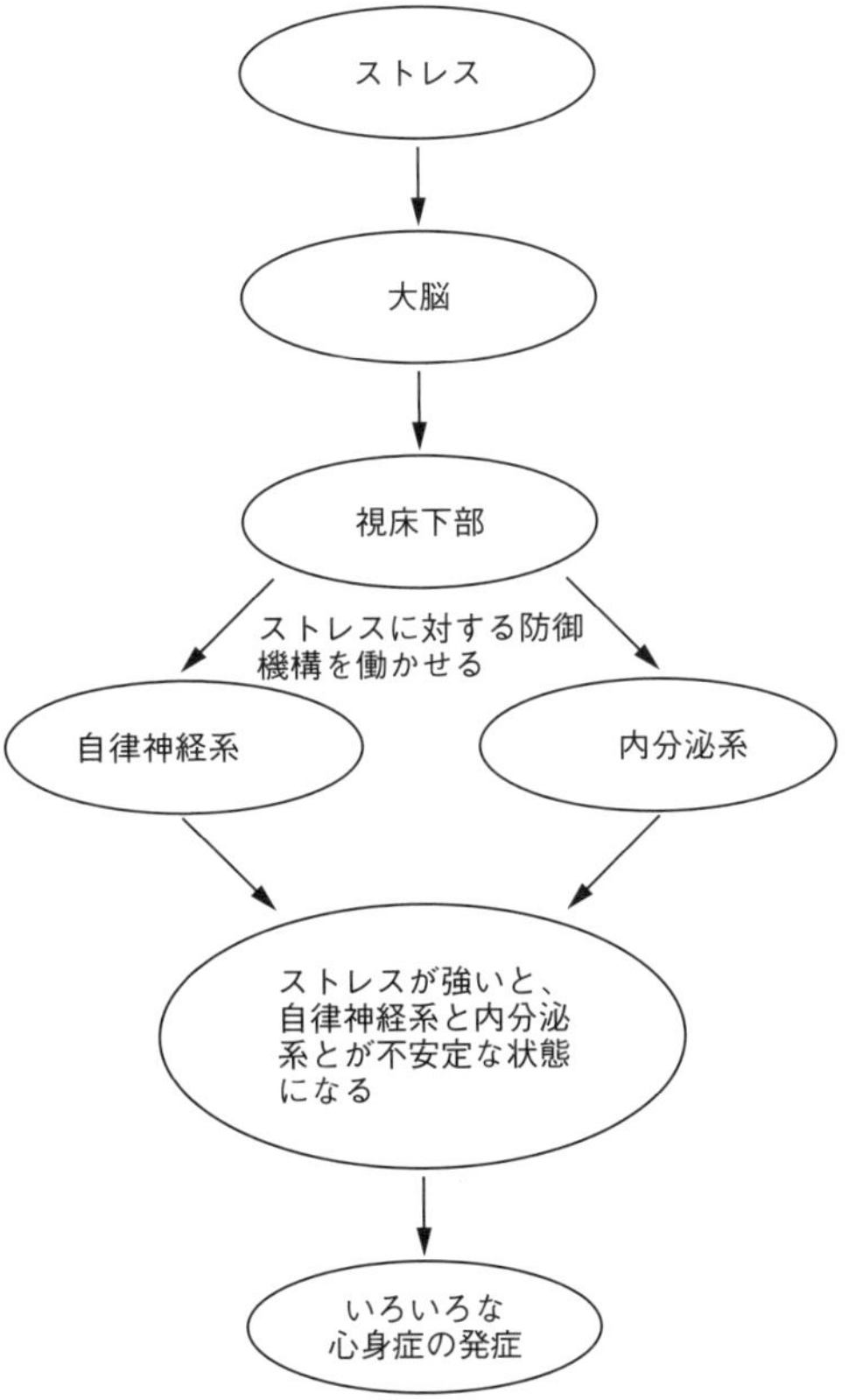

■図8-2　ストレスが心身症を引き起こす仕組み

スは、感覚器官を通じて大脳に送られて感じとられ、それが視床下部に影響を与えます。視床下部はホルモンや自律神経の働きを介して、ストレスに対して生体を防御しようとします。しかしストレスが強すぎると視床下部の働きが乱され、自律神経系とホルモン系が不安定な状態となり、それが内臓などに悪影響を与え、さまざまな心身症を発生させると考えられます（図8-2）。

b　タイプAと疾患など

例えば、昔から心筋梗塞にはタイプAの性格傾向の人が多いと指摘されてきました。タイプAとは、血液型のことではありません。aggressiveという攻撃性を意味する英語からきた用語です。気性が激しく、競争心が強く、いつも時間に追われていらいらした感じがあり、物事を達成しようとする意欲をもつような人を指します。高度成長時代を支えたような人たちのことです。

このような人たちはその性格のため、絶えず交感神経緊張状態にあり、そのため高血圧、動脈硬化を生じて心筋梗塞を起こしやすいと考えられます。

もちろん、これらの心身症に含まれる病気の原因がすべて心理的であるというわけではありません。心理的な出来事以外の環境や遺伝的な事柄も、当然病気の発症に関与しています。しかし、心因が病気の悪化に関係していることも確かですので、心身症に対して抗不安薬はよく処方されます。

また、特に心理的なことが原因で起こる病気ではなくても、内科や外科にかかるような重い身体の病気があれば、当然患者はそのことを心配し、不安となり、そのことが心因となって身体の症状をさらに悪化させることも多くなります。例えば癌の告知のあとで患者さんが不安になり、心理的に動揺するのは当然のことでしょう。そのような症状をおさえるためにも抗不安薬が使用されます。現在、心身医学的考えは、身体の病気を診療する医師の間にもかなり浸透しており、その結果、精神科以外の診療科でも抗不安薬の処方はかなり多いものとなっています。

3 抗不安薬の作用メカニズム

抗不安薬の作用部位はどこにあるのでしょうか。

(1) ベンゾジアゼピンの作用メカニズム

ベンゾジアゼピン系薬剤は、イオンチャンネル型受容体の一種であるギャバA受容体の機能と深く関連しています。このことについては、神経の働きについての基礎知識のところで述べました。**図3-7**（41ページ）をもう一度参照してください。

ベンゾジアゼピン系薬剤は脳の中に、このような薬物が特異的に結合する受容体が存在することが明らかになってきました。しかもこのベンゾジアゼピン受容体は、脳内の抑制性神経伝達物質であるギャバの受容体であるギャバA受容体に存在しています。このギャバA受容体にギャバが結合すると塩素イオンチャンネルが開き、細胞外のマイナスに電荷した塩素イオン（Cl⁻）が細胞内に流れ込んで細胞内のマイナスの電荷を強め、神経細胞を興奮しにくくします。ベンゾジアゼピンがその受容体に結合するとギャバの塩素イオンチャンネル開口作用を増し、ますます神経細胞興奮を抑制します。

そのことが、臨床的にベンゾジアゼピン系薬剤が不安を抑えることにつながるのでしょう。また、催眠作用を及ぼし、なおかつ、けいれんを抑えることと関係すると思われます。

この受容体にはバルビツール酸剤も作用して、塩素イオンのチャンネルが開いている時間を延長させ、またアルコールも塩素イオンチャンネルの働きを強めるとされています。そのため、ベンゾジアゼピン系薬剤、バルビツール酸剤およびアルコールをいっしょに飲むと強い作用が出ることがあるので、注意しなければなりません。これらをいっしょに飲むことは避けるべきでしょう。

(2) セロトニン1A受容体作動薬の抗不安作用

これまで、抗不安薬というと、もっぱらベンゾジアゼピン系薬剤のみが使用されてきましたが、最近ベンゾジアゼピンとは全く異なる系統の薬剤であるセロトニン1A受容体作動薬の抗不安効果が着目されようになり、わが国でもこの系統の薬剤としてタンドスピロンが使用されるようになりま

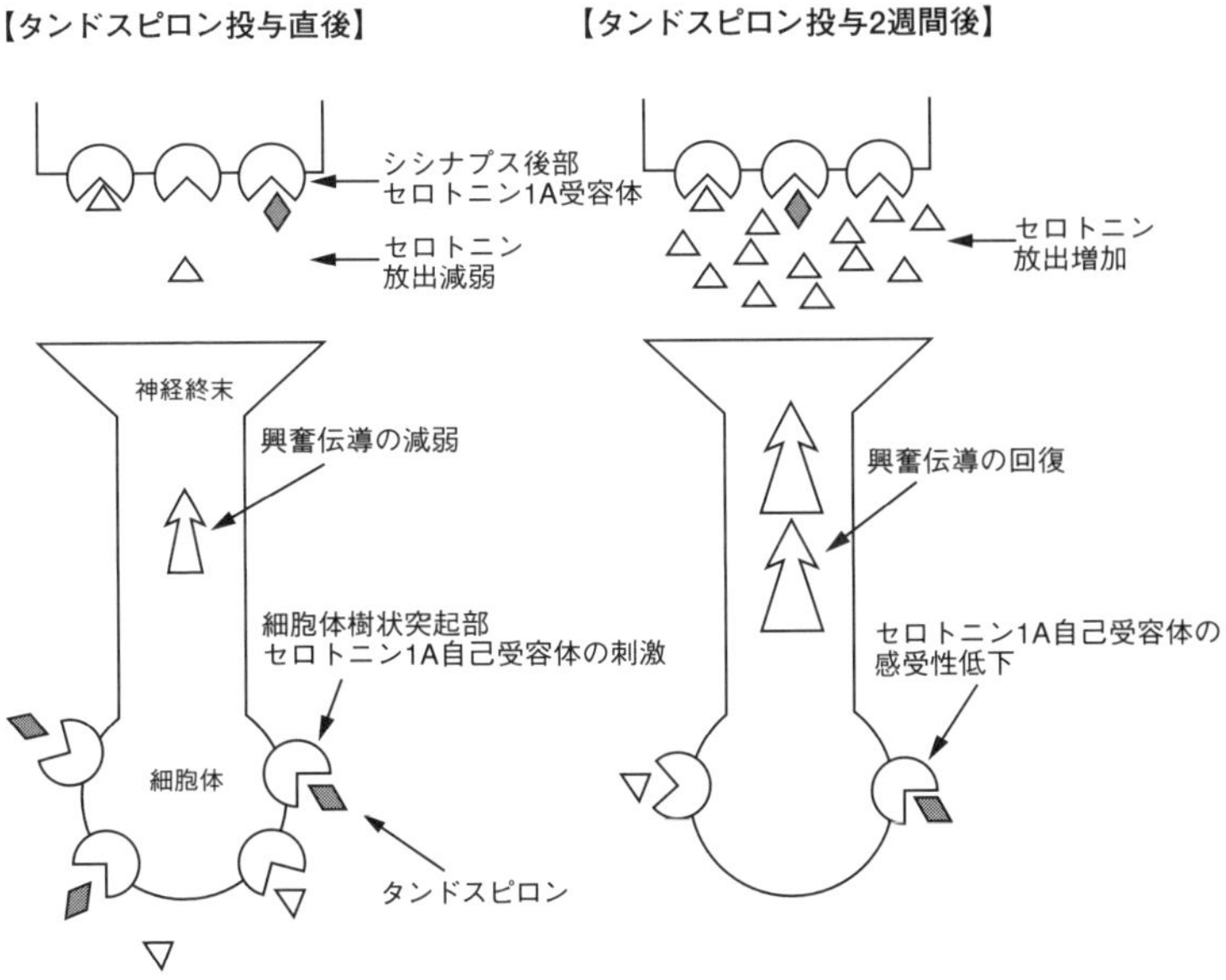

セロトニン1A受容体を刺激するタンドスピロンは抗不安薬として使用される。セロトニン1A受容体は、セロトニン神経細胞体にある自己受容体と、シナプス後部神経細胞体上にあるものと、2種類ある。セロトニン神経細胞体上のセロトニン1A自己受容体が刺激されると、陰性フィードバックがかかってセロトニン神経細胞の興奮が抑えられ、セロトニン神経終末からのセロトニン放出が抑制される。タンドスピロン投与直後は、セロトニン神経細胞体上のセロトニン1A自己受容体が刺激され、セロトニン神経終末からのセロトニン放出が抑制される。タンドスピロン連続投与を行うと、セロトニン神経細胞体上のセロトニン1A自己受容体の感受性は低下し、セロトニン神経細胞の興奮が回復して、神経終末からのセロトニン放出が増える。その結果、シナプス後部セロトニン1A受容体がタンドスピロンに加えて、セロトニン自体によっても刺激される。そのことが抗不安効果を生じると思われる。

■図8-3　セロトニン1A受容体作動薬の作用

した。

セロトニン1A受容体作動薬は文字どおり、セロトニン受容体の一種であるセロトニン1Aタイプ受容体を刺激するように働きます（**図8-3**）。セロトニン1A受容体は二つの場所で機能しており、一つはセロトニン神経細胞体樹状突起部の自己受容体であり、もう一つはセロトニン作動性神経細胞の投射先のシナプス後部受容体です。セロトニン受容体作動薬（タンドスピロン）の投与直後は、セロトニン細胞体樹状突起部の自己受容体が刺激されてセロトニン神経細胞興奮は抑制されるのですが、長期投与後は自己受容体の感受性の低下が生じ、その結果、セロトニン神経細胞興奮が回復し、神経終末からのセロトニン放出が増します。こうして放出の増加したセロトニンとタンドスピロンの両方によってシナプス後部セロトニン1A受容体が刺激され、そのことによって抗不安効果が出現すると考えられます。つまり脳内セロトニン活性を増強すると、抗不安効果を発現させるものと思われます。このことから推測されるのは、脳内のセロトニン機能が低下すると、不安という心理現象を生じるのではないかとの仮説です。

心気症の症例

G子さんは三十七歳、平凡な家庭の主婦です。子供の頃から神経質な面があり、ささいなことでも心配する傾向がありました。中学生時代にはあがり症となり、学校で先生に指され人前で話をしなければならないときには顔が赤くなってうまく話せないことを苦にしていました。

このような社会恐怖（対人恐怖）症状は三十歳頃まで続いたので、高校卒業後就職してもすぐに退職してしまいました。二十四歳で結婚し、二十六歳で一子を出産しました。育児のときも子どもが無事に育つかなどと心配はしましたが、反面、子どものかわいらしさにも助けられ、どうにか乗りきることができました。

ところが、子どもが幼稚園、小学校へと進み、あまり手がかからなくなった頃から、漠然とした不安感が生じるようになり、時に眠れなかったり、いらいらするようになってきました。またのどがつまるような気がする、微熱が続いてだるいのは何か変な病気にかかっているのではないか、身体がふわふわしてうまく歩けないような気がする、胸がドキドキするのは心臓病ではないかなどと、身体のあちこちの不調を訴えるようになりました。しかし、耳鼻科や内科で詳しい検査を受けても、どこも悪いところはないとのことです。そう言われると一時は安心するのですが、すぐに身体の別の症状に気をとられてしまいます。

最終的には心療内科を受診し、それは身体のことを気にしすぎる心気症というノイローゼの一種であるとの説明を受け、ベンゾジアゼピン系の抗不安薬を処方されました。抗不安薬を服用すると何となく気分が落ち着くので、心療内科に通院してカウンセリングを受けながら、抗不安薬服用も継続しています。

なおフランスの作家モリエールの『気で病む男』という小説は、心気症の症状をうまく描いたものとして有名です。

次に、心因性健忘とその例について述べます。

解離性障害に含まれる心因性健忘とは、犯罪や戦争など重大事件に巻き込まれた人が強い精神的ショックを受けるあまり、その事件そのものや、それ以前の自分の生活史（自分の名前なども含めて、自分がどこでどのように生まれ育ったのかといった自分の過去に関するすべてのこと）を無意識下に抑圧して忘れてしまい、思い出せなくなってしまうことをいいます。

この治療法として、バルビツール酸系かベンゾジアゼピン系の注射薬を、患者が眠り込まない程度にゆっくりと静脈注射すると、記憶の抑圧がやわらいで、忘れていた過去を思い出すことがあります。この技法を麻酔面接と呼びます。しかし、このような方法で無理やりに抑圧されている記憶を思い出させることはよくないという説もあります。つまり、精神療法などを行いつつ、ゆっくりと自然に思い出すのを待ったほうがよいというわけです。

心因性健忘の症例

H子さんは女子大学を卒業したばかりの二十二歳のお嬢さんです。中小企業経営者の長女として生まれ、経済的に何一つ不自由なこともなく、ご両親の愛情につつまれて育ちました。清楚で控えめな美人で、お友達にも人気がありました。大学時代のサークル活動で知り合ったボーイフレンドと恋愛関係となり、若い二人同士で結婚の約束をかわすこととなりました。双方の両親にも挨拶に行きましたが、二人の実家のほうも特に反対する理由もなく、当初は将来の二人の結婚には何の問題もないように思えました。

ところがやがて大きな問題がもちあがりました。実はH子さんのご両親はもともと台湾出身の方で、日本国籍ではなかったのです。ボーイフレンドの両親は古い習慣の残っている田舎の出身であり、外国籍の人を嫁にもらうわけにはいかないと理不尽な反対をし始めました。ボーイフレンドもやや気の弱い面があったので、ついに両親の強硬な反対におしきられて破談となってしまいました。

その直後、H子さんは失踪してしまったのです。H子さんの家族は心配して警察に捜索願いを出しました。一週間ほどして、ある地方都市を徘徊している身元不審者が警察に保護され、所持品からH子さんらしいとの連絡がありました。家族がかけつけると確かにH子さんでしたが、会ってみるとどうもようすが変です。ぼんやりした表情で家族を見ても家族だと認識しません。それどころか自分の名前も、どこで育ったのかも、自分の生活史に関係したことをすべて忘れ去っていました。

精神科へ入院させ、CTなどの身体的検査をしましたが、器質的な病気は発見されず、最近の婚約が破談になったことに強い心理的ショックを受けた結果発症した心因性健忘であると診断されました。しばらく入院していましたが一向に記憶がもどらないため、麻酔面接を行ってみることにしました。ゆっくりとジアゼパムというベンゾジアゼピン系薬剤を注射してみたところ、H子さんは徐々に自分の生活史を思い出し、また婚約が破談になって強い絶望感におそわれたこともありありと思い出したのです。麻酔面接の直後は忘れていた絶望感を思い出し、激しく泣き出すなど心理的動揺の大きかったH子さんでしたが、受け持ちの先生や家族の支えもあって徐々に落ち着きを取り戻し、ようやく心の整理もついて退院していきました。

その後数年して、別の男性と恋愛し、今回は無事に結婚にゴールインし、今は幸せな生活を送っているとのことです。

フロイトという精神医学者が昔、神経症の原因として心理的葛藤を無意識下に抑圧することが重要であると考えたことは有名です。フロイトの理論には昔も今も批判はありますし、かつてはフロイトの作り出した精神分析治療（患者に自由に思いつくままに話をさせることによって、無意識下に抑圧された葛藤を思い出させて治療する精神療法）の盛んであったアメリカでも、向精神薬の研究から精神障害の生物学的研究が盛んになるにつれて、フロイトの理論がすたれつつある現状です。しかし、心因性健忘のような症例をみますと、無意識や抑圧という心理現象が人間の心の中に確かに存在するものであるという実感をもたされます。

このようにフロイトのアイデアを一部の精神障害に適用することは可能ですし、最近は精神分析を最新の神経科学的知見によって説明しようとする動きも出ています。しかし、精神分析理論がすべての機能性精神障害の成り立ちや、人間の心理現象のすべてを説明しうるという考えもまた行きすぎであろうと思われます。精神分析の過大評価も、あるいは全くの無視も、正しいものとは思えません。

9章

睡眠薬について

1 睡眠薬の種類

不眠は、統合失調症、躁病、うつ病、神経症などほとんどすべての精神障害で生じる重要な症状です。健常者であっても、何か気になることがあれば、一時的に不眠になることはよくあることです。そのような不眠症状に処方される薬剤が睡眠薬です。

昔はバルビツール酸系の睡眠薬が使用されていました。しかし、バルビツール酸系の睡眠薬は常用量と致死量の幅が狭く、自殺などの目的で多量に服用すると重い意識障害をきたして死亡することがよくあります。また、耐性といって、用量を増加しないと効果が薄れることがよく起こります。さらに長期使用により薬がやめられなくなる「依存」という状態をよく起こします。

依存には、精神依存と身体依存の二種類があります。精神依存とは、その薬がないと心理的不満が起こり、我慢できなくなるほど欲しくなる精神状態を指します。身体依存とは、薬物の使用をやめるとさまざまな身体症状を生じるもので、これを離脱（禁断）症状といいます。離脱症状には不眠、ふるえ、嘔吐、せん妄、けいれんなどがあります。

バルビツール酸系の睡眠薬はこのような副作用を多く起こすので、危険な薬でした。高齢者の中にはバルビツール酸系の睡眠薬の恐ろしさが喧伝されたことを覚えておられて、不眠症に対して睡眠薬を処方しようとすると、嫌がられる方がおられます。

しかし、最近の睡眠薬はこのような副作用があまりない、ベンゾジアゼピン系睡眠薬がもっぱら使用されるようになっています。したがって、現在の睡眠薬は昔のものよりも安全ですので、それほど心配する必要はありません。

■表9-1　主な睡眠薬

一般名	商品名（代表的なもの1つ）	
バルビツール酸系		
フェノバルビタール	フェノバール	注射薬あり
アモバルビタール	イソミタール	注射薬あり
チオペンタール	ラボナ	注射薬あり
ブロム類		
ブロムバレリルウレア	ブロバリン	
ベンゾジアゼピン系		
超短期・短期型		
ゾルピデム	マイスリー	
ゾピクロン	アモバン	
トリアゾラム	ハルシオン	
ロルメタゼパム	エバミール	
リルマザホン	リスミー	
ブロチゾラム	レンドルミン	
エチゾラム	デパス	
中期・長期型		
クアゼパム	ドラール	
フルニトラゼパム	サイレース	注射薬あり
ニトラゼパム	ベンザリン	
エスタゾラム	ユーロジン	
ニメタゼパム	エリミン	
フルラゼパム	ダルメート	
ハロキサゾラム	ソメリン	
その他		
フェノバルビタール、クロールプロマジン、プロメタジンの合剤	ベゲタミンA ベゲタミンB	

表9-1に睡眠薬のリストを載せておきます。

ベンゾジアゼピン系睡眠薬は、服薬後の血中半減期の長さによって、超短期・短期型（六時間以内～十二時間以内）、中期・長期型（二十四時間以内～数日）に分けられます。

不眠にはいろいろなタイプがあります。入眠までに時間がかかる入眠障害、睡眠中に目覚めやすく再入眠しにくい中途覚醒、朝の覚醒が早くなる早朝覚醒などです。

入眠障害には超短期型を使用したほうが、翌日への持ち越し効果（翌日も眠気の残る状態）が少なく、よいでしょう。しかし、超短期型の睡眠薬は中止によって不安や不眠が反跳的に起こるので、睡眠薬使用が長期にわたる場合はむしろ中期型がよいとされています。中途覚醒、早朝覚醒には、中期・長期型を使用するのが普通です。

2 睡眠薬の副作用

高齢者は薬物代謝が若い人に比べて遅くなっているので、副作用が出やすく、せん妄を起こしたり、筋弛緩作用のため転倒、骨折したりすることがあり、注意が必要です。したがって、若い人の投与量よりも少なめに処方することが必要ですし、また長期型を使用すると薬の体内での蓄積が起こりやすくなるので、超短期・短期型が勧められます。筋弛緩作用の少ないゾピクロン、ゾルピデムが勧められます。

また、睡眠薬とアルコールの併用は効果を強めすぎるので危険なことがあり、絶対に避けるべきでしょう。

ベンゾジアゼピン系薬剤は自律神経への影響はほとんどなく、血圧、心臓への副作用はあまり心配する必要はありません。しかし、呼吸抑制の副作用はあります。したがって、自殺目的でベンゾジアゼピン系薬剤の大量服用を行ったときなど、呼吸抑制には注意が必要です。そのようなとき、フルマゼニール（商品名アネキセート）というベンゾジアゼピン系薬剤による鎮静効果や呼吸抑制効果を改善する薬を静注により使用します。フルマゼニールはベンゾジアゼピン受容体に作用して、ベンゾジアゼピン系薬剤の作用に拮抗するように働く薬物です。

また、ベンゾジアゼピン系薬剤はバルビツール酸系の薬剤ほど強くはありませんが、それによく似た依存を起こすことがあるので、長期漫然投与は避けるほうがよいでしょう。

ベンゾジアゼピン系薬剤で起こる副作用として、健忘という記憶の障害される状態を起こすことがあります。例えば、当直医が仮眠をとるために睡眠薬を服用して入眠後に、患者の処置のために起こされて、誤りなく処置を行ったあと、翌日そのことを全く覚えていなかったことなどが報告されています。超短期・短期型のベンゾジアゼピン系睡眠薬を通常量よりも多く服用したときに起こりやすいといわれています。しかし、通常量であれば、めったに起こるような副作用ではありません。統合失調症の患者にベンゾジアゼピン系睡眠薬を出すと精神症状を悪化させると報告されたことがありました。これも、通常量よりも多い量を投与されたときに起こるものと考えられます。おそらく意識のやや曇った状態となり、抑制がとれて興奮を起こすのでしょう。

同じようなことが、特に高齢者のせん妄状態の人に起こることがあります。せん妄で興奮している老人を眠らせようとしてベンゾジアゼピン系睡眠薬を出すと、かえって症状が悪くなることがあるのです。高齢者は薬を代謝して体外に排泄する機能が落ちていますので、通常量でも体内に薬が蓄積されてこのような副作用を起こしやすいのです。

不眠症の症例

G氏は三十歳の会社員、営業で仕事に追われる毎日です。自分なりに一生懸命働き、それなりの成績も上げてきたのではないかと思っていました。やや神経質な面はありますが、これまで特に心配事もなく過ごしてきました。

ところが最近、上司からもっと成績を上げるようにとかなり厳しく言われ、それをきっかけに寝つきが悪くなってきました。身体が疲れていても寝つかれず、このまま眠れないでいると明日の仕事にもさしつかえが出るのではないかと思うと、ますます眠れなくなってしまうのです。お酒を飲むと入眠の助けにはなるのですが、そうすると翌日頭痛がしたり気分が悪くなることもあり、また友人からそのようなことを続けるとアルコール依存になると注意されたこともあって、そのことも心配でした。

近所に最近開業した神経科・精神科のクリニックがあるので、会社の帰りに立ち寄ってみたところ、ベンゾジアゼピン系睡眠薬を処方されました。睡眠薬については郷里の母親からそのような薬はこわいと以前に聞いたこともあり、先生にそのことを率直に尋ねてみたところ、最近の睡眠薬は昔の薬とは違い、安全性が高く、医者の処方どおり飲んでいれば心配なことはないとのことでした。しかしお酒とは一緒に飲まないほうがよいと言われました。

そこでお酒はやめて、処方された睡眠薬を服用し始めると、寝つきがよくなり、目覚めもいいので、不眠症の悩みは解消しました。そのうちに服薬を忘れても眠れる日が多くなり、最近では「今日は仕事のストレスがかかって眠れそうもないな」と思う晩だけ、頓服的に飲む程度になっています。

10章

セロトニン再取り込み阻害薬と精神障害との関係

ここで、セロトニン再取り込み阻害薬と、いろいろな精神疾患との関係についてまとめておきましょう（図10-1）。

1 SSRIとは

選択的セロトニン再取り込み阻害薬（SSRI; selective serotonin reuptake inhibitor）とは、セロトニンのみの再取り込みを阻害し、シナプス間隙のセロトニン濃度を増加させるもので、それ以外の薬理作用がありません。したがって、前述のとおり、副作用の少ない抗うつ薬として注目されています（139ページ）。しかし、抗うつ作用そのものが従来の三環系抗うつ薬に比べて特に優れているというわけではないようです。

うつ病
強迫性障害
パニック障害
PTSD
全般性不安障害
社会恐怖
自己臭恐怖
醜形恐怖
抜毛癖
過食症
買い物依存

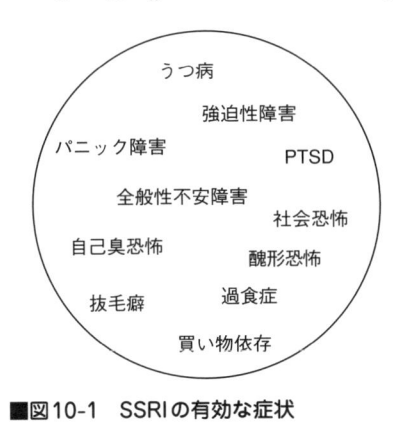

■図10-1　SSRIの有効な症状

2 SSRIの適応となる病気

セロトニン再取り込み阻害薬で注目されるのは、むしろうつ病以外の病気に対して有効であると報告されていることです。

例えば、強迫性障害やパニック障害といった、従来は神経症に含まれていた病態に有効です。強迫性障害やパニック障害は重症になるとかなり患者を苦しめるものですが、従来の抗不安薬ではなかなかよい効果が得られず、臨床的に重要な問題でした。したがって、セロトニン再取り込み阻害作用の強い抗うつ薬がこのような病気を改善する効果があることは、かなり注目すべきことです。

しかし、重症の強迫性障害などは薬によって完全によくなることは少なく、症状がある程度緩和する程度にとどまる人が多いようです。

さらに全般性不安障害、社会恐怖、ＰＴＳＤにもＳＳＲＩが有効であるとの報告があります。

また、自分の身体からいやな匂いが出て人に迷惑をかけているのではないかと悩む自己臭恐怖という重い社会恐怖（対人恐怖）に有効な場合もあります。自己臭恐怖は思春期から青年期にかけて起こりやすい病気で、重症の場合は本当に自分から臭いが出ていると信じこんでいて、妄想に近い状態にまでなります。社会恐怖（対人恐怖）の重症型とも考えられます。対人恐怖と同じく、日本人に多く欧米人には少ないといわれており、日本と欧米の精神風土の違いが背景にあることが考えられます。なかなかよくならない人が多いのですが、このような自己臭恐怖でも、ＳＳＲＩでかなり症状が楽になるケースがあります。

さらに身体醜形障害（醜形恐怖）と呼ばれる人たちがいます。これは他覚的には認められないにもかかわらず自分の容姿が醜いので人前に出るのが恥ずかしいと悩む状態ですが、重症になると妄想といってもよいほどになります。これも重症の社会恐怖（対人恐怖）に分類されるという考えがあります。この身体醜形障害（醜形恐怖）にもＳＳＲＩが有効とされます。

ＳＳＲＩはまた、繰り返し体毛を抜くことがやめられず、自分の衝動を制御することができない衝動制御障害に含まれる抜毛癖という病気に有効なこともあります。

さらに筆者が以前に経験した例ですが、強迫買い（買い物依存）といって衝動的に買い物を繰り返す女性に、クロミプラミンという三環系抗うつ薬の中でも比較的セロトニン再取り込み阻害作用の強い薬が有効であったことがあります。

ＳＳＲＩは摂食障害の過食症によいとする報告もあります。しかし同じ摂食障害でも、拒食症に有効な薬は今のところ見つかってはいません。

3 各種精神障害とセロトニンの関係

セロトニン再取り込み阻害薬がこれらの幅広い精神障害に特異的に有効であり、ノルアドレナリン再取り込み阻害薬は有効でないとされることから、これらの疾患に共通して、脳内セロトニン系異常を想定する考えもあります。強迫性障害、抜毛、強迫買い、パニックなどに共通した精神事象は、何か自分の意思に反して衝動が発生することを抑制できないといった面が共通しているように思えます。セロトニンは脳内でさまざまな衝動に抑制をかける役割を演じている可能性があり、興味がもたれます。

ＳＳＲＩが各種不安に有効なこと、またＳＳＲＩは脳内セロトニン機能の増加を生じることから、不安という心理現象は脳内セロトニン系の機能が低下して生じると考えることができます。これは前に述べたセロトニン1A受容体作動薬（セロトニン1A受容体刺激作用をもっている）が抗不安効果をもっているという事実とも一致してきます（167ページ **図8-3**）。しかし、これはまだはっきりと確定したものではありません。今後の研究が期待されるところです。

自己臭恐怖の症例

Ｉさんは十三歳の中学生です。あるとき、クラスで友人から「あなた、ちょっと変な臭いがするよ」と心ないことを言われたことがありました。友人はごく軽い気持ちで言ったのでしょうが、Ｉさんは以後そのことが気になってしかたがありません。自分の身体から他人を不愉快にさせるいやな臭いが発散しているという気持ちが、頭から抜けなくなってしまったのです。臭いはどこから出ているのかよくわからないのですが、腋臭かもしれないし、口臭かもしれないし、おならかもしれないと思ってしまいます。またその臭いは自分にも臭うような気持ちになってしまいました。さらにまわりの人が変な顔をしたり、せき払いをしたりすることが多くなったように感じ、それは自分の臭いに対するあてつけのようにも思えました。

そして自分の臭いが他人に迷惑をかけていると考え、恥ずかしさの気持ちも高まり、そのことばかり考えて成績も下がり、ついには学校へ行くことをいやがるようになりました。ご両親にもそのような異変が感じられるようになり、Iさんとよく話をした結果、自分の臭いに悩んでいることに気づきました。しかし、ご両親にはそのような臭いは全く感じられなかったので、気のしすぎではないかと言いましたが、Iさんは確かに臭っていると言ってゆずりません。

ついにご両親も病院に行って相談しようと思いましたが、どの科を受診してよいかわかりません。Iさん自身はこころの問題とは考えておらず、腋臭なので皮膚科ではないかと主張し、皮膚科医院を受診することにしました。しかし皮膚科の先生に、これは皮膚の病気ではなく、精神科で診てもらったほうがよいと言われ、紹介状をもって精神科を受診したところ、自己臭恐怖と診断されました。

そこでSSRI系統の抗うつ薬を投与され服用したところ、だんだんと臭いが発散しているという感じが薄れ、何とか学校にも登校できるようになりました。臭いについては時にいくらか気になることはあっても、多くの場合は忘れていられる状態にまでなったのです。

強迫性障害の症例

J君は小学生頃から、勉強はきちんと予習、復習をしないと気がすまないなど、物事をきちんと完璧に行わないと気がすまない性格でした。

中学生の頃、ニュースで最近強盗事件が増えているということを耳にしてから、家の戸締まりが気になり、夜寝る前に家中の鍵がきちんとかけられているか何回も確認することが続いたことがありました。

高校生の頃から、何となく不潔なことが気になり始め、手を洗う回数が増え始めました。例えば電車の吊り革、公衆トイレのドアの取っ手にはばい菌がついているような気がして触れず、チリ紙をつかんでようやく触れるような始末です。しょっちゅう手を洗っているので、手が赤くなってきました。風呂に入る回数や時間も長くなり、洗い場で自分の身体を洗った石鹸の飛沫さえ不潔な気がして何回も身体を洗い流しているので、なかなか風呂場から出られないような状態になってしまいました。

このような状態なので、高校を卒業し、その後大学進学を目指しましたが、受験に失敗します。浪人生活を送りましたが、不潔なことが気になることが邪魔をして、受験勉強にも身が入らず、家の中に引きこもりがちになりました。

家族も心配して精神科受診を勧め、本人もその気になり、精神科病院を受診しました。強迫性障害（不潔恐怖）と診断されて、ＳＳＲＩ系統の抗うつ薬を処方されました。服薬すると何となく気持ちが明るくなり、それと同時に不潔なことが気になることが和らぎ始めました。

不潔恐怖は完全に消失したわけではありませんが、最悪のときと比べれば明らかに軽減し、入浴回数、手洗い回数は減少し、どうにか勉強にも身が入るようになってきました。今は、専門学校に入って何かの資格を身につけようと計画しているところです。

11章

器質性精神障害の薬物療法

1 アルツハイマー型痴呆と脳血管性痴呆

高齢者における器質性精神障害では、アルツハイマー型痴呆と脳血管性痴呆の二つの病気が代表です。この二つの病気の鑑別のポイントを、**表11-1**に示しました。

(1) アルツハイマー型痴呆とは

アメリカ国民の人気の高かったレーガン元アメリカ大統領が「自分はアルツハイマー病に冒されており、今後、もはや皆さんの前でお話しすることはできなくなります。皆さん、さようなら」との悲痛な挨拶をテレビで行った事実をご存知の方も多いでしょう。レーガン氏は最近亡くなられましたが、晩年には、自分がかつてホワイトハウスの住民であったことも覚えていなかったといわれています。また最近、往年の名優、チャールトン・ヘストンも、自分がアルツハイマー病に

■表11-1　痴呆の鑑別

	アルツハイマー型痴呆	脳血管性痴呆
症状の経過	ゆるやかに進行	階段状に進行
痴呆	全般的な痴呆	まだら痴呆
病識	初期からない	初期にはある
抑うつ	少ない	多い
人格	早期から障害される	比較的よく保たれる
身体の症状	少ない	高血圧
神経学的所見	少ない	運動障害、感覚障害
特徴的症状	徘徊	感情失禁
CT / MRI	大脳表面の萎縮	多発性の梗塞

罹患していることを発表しました。

このように、アルツハイマー病は、高齢になると誰もがかかりうる恐ろしさをもった病気です。ちなみにアルツハイマーとは、二十世紀の初め頃のドイツの精神科医の名前で、この先生がはじめてアルツハイマー病の報告を行ったことに由来します。

アルツハイマー型痴呆は、高齢になればなるほど発症しやすい、原因不明の大脳の変性疾患です。変性疾患という意味は脳を形作っている神経細胞が徐々に死滅、脱落していく病気を指しています。

アルツハイマー型痴呆の中心となる症状は、痴呆と人格変化です。痴呆とは知的能力の低下を指し、新しいことを覚え込む記銘力や、以前に覚えていたことも忘れていく記憶傷害が起こります。記憶は近い過去から遠い過去へと徐々にさかのぼって失われていくのが普通です。見当識障害といい、現在の時間、今自分のいる場所、周囲の人と自分との関係がわからなくなっていきます。アルツハイマー型老年痴呆にみられやすい症状として、迷子になりやすいということがあります。アルツハイマー病では運動障害は末期にならないと起こらないので、勝手に家を出て行ってしまい迷子になることを繰り返すなどの徘徊という問題行動が起きて、周囲の介護する人がとても困ることがあります。進行すると「1＋1」といった単純な計算もわからず、自分の配偶者や子どもの顔もわからなくなります。人格変化は初期にはあまり目立ちませんが、進行すると顕著になり、人前で裸でも平気になったり、弄便などの不潔行為が出たりします。

アルツハイマー型痴呆の起こるメカニズムとして、ベータアミロイドという蛋白質が脳内に沈着し、神経細胞を障害するためではないかと考えられています。ベータアミロイドの産生を阻止するような薬剤こそ、アルツハイマー型痴呆のよい治療法になる可能性があるといわれています。最近ではアルツハイマー型痴呆の一部ですが、原因となる遺伝子も発見されています。

(2) 脳血管性痴呆とは

脳血管性痴呆とは、脳の動脈硬化症がもとになって、脳にいくつかの大きな梗塞、あるいは多くの小さな梗塞が生じて発症する痴呆のことをいいます。若い頃から高血圧症や高脂血症（コレステロールないし中性脂肪が高値である）があると、動脈壁にコレステロールが沈着し、動脈硬化を起こします。動脈硬化があると血液の塊が動脈を塞ぎやすくなり、末梢の組織がそのため傷つけられます。このような状態を梗塞と呼んでいます。

したがって、脳血管性痴呆には予防が重要になります。すなわち生活習慣病の予防と同じことになります。以前、わが国は食塩摂取が多すぎる結果、高血圧の人が多く、そのため脳血管性痴呆が多いといわれてきました。特に東北地方の農村地帯でお米のご飯に塩辛い漬物などを副食として食べていたために高血圧の人が多く、脳血管性痴呆が多発していたようです。

脳血管性痴呆の予防としては、食塩の多すぎない食事で高血圧を予防し、また動脈硬化を促進する動物性脂肪の摂取もひかえめにします。これに対し、魚の脂肪はむしろ動脈硬化を阻止する力があります。魚を食べる回数が多い人ほど、脳硬塞は減るという調査があります。喫煙は動脈硬化を進めるので避けるべきですし、糖尿病、肥満、ストレスも動脈硬化にはよくありません。最近はこのような考えが一般の人にもよく浸透してきたので、脳血管性痴呆はわが国でも減少しつつあるようです。

脳血管性痴呆の症状は、アルツハイマー病に比べて発症が比較的急速であり、また梗塞が起こるたびに症状が進行するので、階段的に症状が悪化するという特徴があります。脳の血流障害が変動しやすいため、痴呆の症状も日によって変動することが多いのです。特に夜に症状が悪化してせん妄を起こすことがあり、これを夜間せん妄と呼びます。記憶力障害が強いわりには判断力などが比較的よいなど、知的能力の障害のされ方にむらがあることも特徴で、このような状態をまだら痴呆といいます。人格の変化はあまり目立たず、礼儀正しさが最後まで保たれていることが多いのです。抑うつ的になりやすく、また感情失禁といって、ささいな刺激によって簡単に泣きだすようなことが起こります。梗塞が脳の中の運動や感覚の中枢に発生することもあるので、手足の動きが悪くなる運動障害や、感覚の鈍くなる症状を伴っていることがあります。

このようにアルツハイマー病と脳血管性痴呆は、臨床症状からある程度、鑑別することが可能です。しかし、器質性精神障害の場合は脳に形の上での変化が起こるので、最終的にはＣＴやＭＲＩなどの脳の形の変化を調べるための検査が必要です。

2 脳機能改善薬と抗痴呆薬について

それではアルツハイマー病と脳血管性痴呆の薬物療法はあるのでしょうか。

(1) 脳機能改善薬

脳の循環や代謝を改善するというふれこみの脳機能改善薬と呼ばれる薬剤があり、痴呆を起こす病気に対して使用されています。特に日本でそのような薬がよく使用されてきました。

ところで、痴呆を起こす病気の臨床症状は記憶障害、知能低下が中心となる症状ですが、その周辺に意欲低下、抑うつ症状、せん妄、徘徊、暴力行為などの問題行動が存在します。痴呆をもった患者の家族が困るの

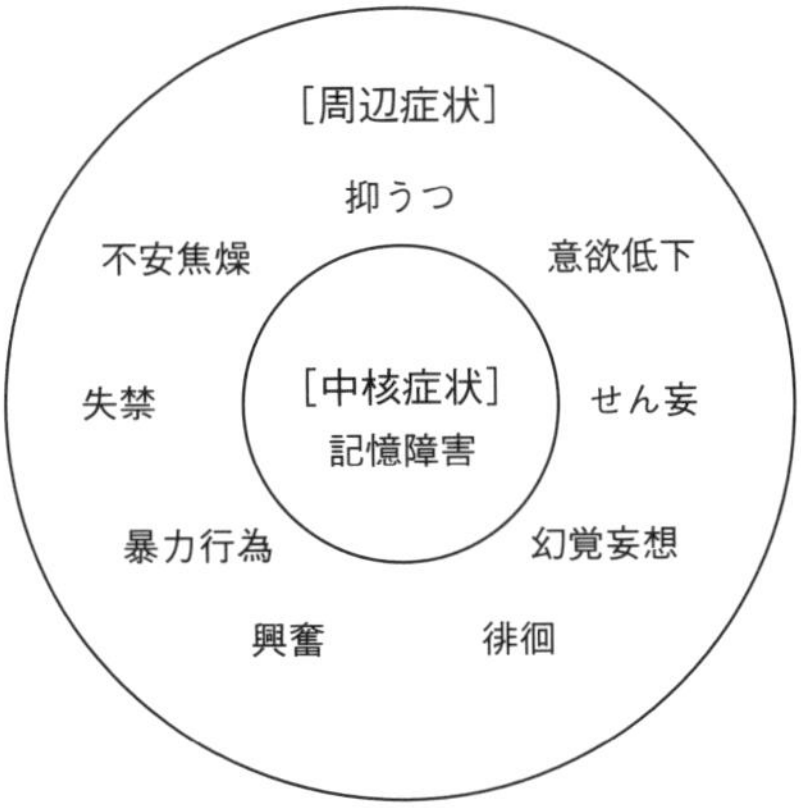

■図11-1　痴呆の中核症状と周辺症状

は、痴呆周辺の問題行動であることが多いのです（図11-1）。実は脳機能改善薬が有効なのは主に周辺症状であり、記憶障害などの知的能力低下に有効な薬物の開発は困難なのが現状です。

特に脳機能改善薬は、脳血管障害の後遺症としての意欲低下などを改善する作用があるとされてきました。しかし最近、従来から使用されてきた多くの脳代謝改善薬系の薬剤は臨床効果が認められないとして、保険診療の適応から削除されてしまいました。したがって、脳機能改善薬の効果に過大な期待をもてないのが現状ですが、一部の高齢者の意欲低下を改善する作用があることも事実です。

脳機能改善薬で改善しない意欲低下には抗うつ薬を少量使用することで、効果が出ることもあります。痴呆や高齢者で意欲低下があると、周囲への反応が乏しくなるため、実際以上に知的能力が低下したようにみえることがありますが、脳機能改善薬や少量の抗うつ薬などの薬物により意欲低下が改善すると、知的能力の低下もある程度改善したようにみえることもあります。

脳機能改善薬には、ニセルゴリン（商品名サアミオン）、アマンタジン（商品名シンメトレル）、イフェンプロジル（商品名セロクラール）などがあります。アマンタジンはドーパミン系の機能を賦活する作用をもっており、パーキンソン病の治療薬でもあります。

(2) 抗痴呆薬

アルツハイマー型痴呆の記憶障害を改善できる薬物の開発も、いろいろな製薬企業が努力しているところです。もしも本当にそのような薬物が開発されれば、画期的なことです。

アルツハイマー型痴呆では、大脳全体に神経細胞の変性が起こるので、さまざまな神経伝達物質が減少してきます。しかし、その中でもアセチルコリンを伝達物質としている神経系が高度に障害されており、そのことが記憶力障害などの知的能力の低下と関係しているとの考えがあります。アセチルコリンは、コリンエステラーゼという酵素によって酢酸とコリンという物質に分解されてしまいます。アセチルコリンを分解する酵素（コリンエステラーゼ）の働きを妨げて脳内のアセチルコリン機能を増加させる薬が、アルツハイマー型痴呆に有効なのではないかとの考えがあります（**図11-2**）。

そのようなタイプの薬が、日本で開発されたドネペジル（商品名アリセプト）という薬ですが、劇的に効

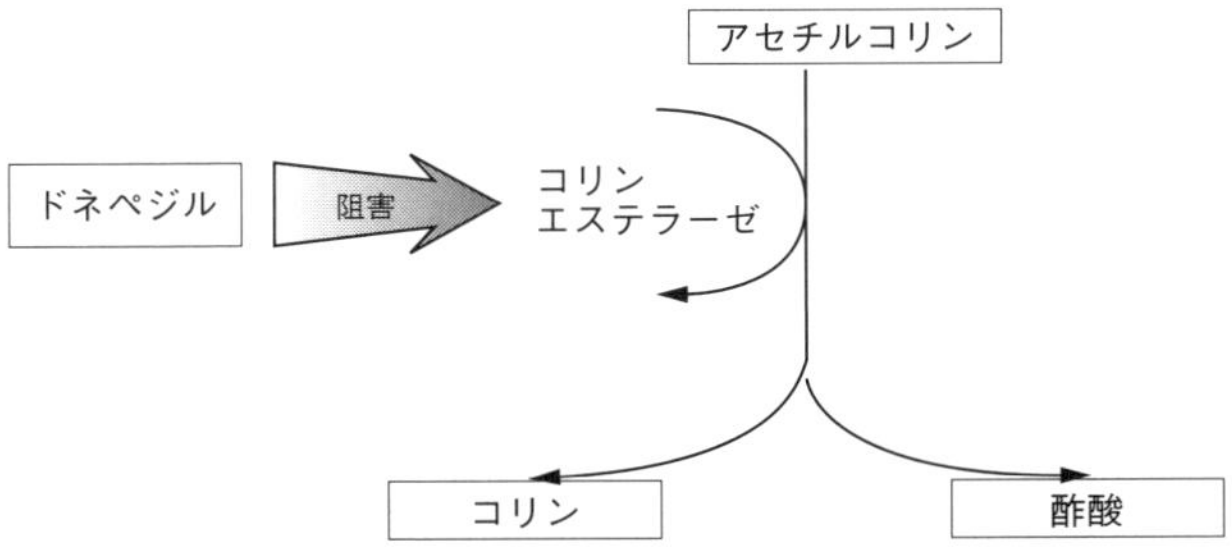

記憶と関連する脳内伝達物質アセチルコリンは、神経伝達を終えたあと、コリンエステラーゼという分解酵素によってコリンと酢酸に分解され処理される。ドネペジルはコリンエステラーゼの働きを妨げ、脳内アセチルコリンによる神経伝達を増加させる。

■図11-2　ドネペジルの作用

くといったものではなく、アルツハイマー型痴呆の進行をやや遅らせる程度のものです。しかし、患者やご家族にとっては一、二年でも進行を遅らせることができれば、その間に生活面でもいろいろな対処が可能になるので、ありがたい薬には違いありません。ドネペジルのようにアルツハイマー型痴呆の記憶障害を改善することが期待できそうな薬を、「抗痴呆薬」ともいいます。

アルツハイマー型痴呆脳内では、かなり炎症が強く起こっており、インドメタシンのような非ステロイド性抗炎症薬がアルツハイマー型痴呆の進行を抑えるのに有効であったとの報告があり、注目されます。前述のように、ベータアミロイドの産生を阻止するような薬剤も期待されています。しかし、まだアルツハイマー型痴呆の根本原因が不明の現在、根本的な予防治療薬の開発にはより一層の努力が必要とされるものと思われます。

3 痴呆に伴う問題行動の薬による治療

前述したように、痴呆患者はその経過中、周辺症状として、夜間せん妄、幻覚・妄想、徘徊、暴力行為などの問題行動を起こすことがよくあります（**図11-1**）。このことは、家族などの介護をする人たちに大きな負担となります。このような場合に、ベンザミド系の薬物であり、抗統合失調症効果はないものの老人の問題行動を抑制することに使用されるチアプリド（59ページ **表4-2**）は、錐体外路性副作用を出さず、使いやすい薬です。

しかし、暴力行為や徘徊が激しい場合には、抗精神病薬を使用せざるを得ない場合もあります。そのようなとき、リスペリドンのような非定型抗精神病薬が錐体外路性副作用が少なくてよいとの意見があります。特にクエチアピンという非定型抗精神病薬の少量が高齢者のせん妄の改善に副作用も少なくて有効であると報告されています。

さらに興奮の激しい患者には、抗てんかん薬であり抗躁薬でもあるカルバマゼピンを使用するとよいという意見もあります。また痴呆患者が時に一日中、大きな叫び声を発することがあり、入院している場合など、ほかの患者への悪影響もあり、困った問題になることがあります。そのような場合に、セロトニン再取り込み阻害作用の強いクロミプラミンという抗うつ薬が有効な場合があると報告されています。このことからも、脳内セロトニン系は衝動を抑制する作用がある可能性が示唆されます。

なお老人は、ベンゾジアゼピン系薬剤を使用するとかえってせん妄などを悪化させることがあるともいわれますので注意すべきです。ベンゾジアゼピンを使うよりは、少量の抗精神病薬を使うほうがよいというわけです。またミアンセリンやトラゾドンという抗うつ薬が老人のせん妄に有効であるとの指摘もあります。ミアンセリンやトラゾドンは眠気を起こす作用があり、しかも副作用が少ないので、老人には使いやすい薬です。

アルツハイマー型痴呆の症例

Kさんは七十七歳の女性です。若い頃、当時は珍しかった女子大学に進学し、その後、高校の英語教師を定年まで勤め上げるなど、知的には高いレベルの生活をおくった方でした。お子さんは二人おり、いずれも結婚して家を出ていましたが、長男夫婦が近くに住んでいて、そのお嫁さんの世話を時々受けながら、ご主人と二人で悠々自適の生活を送っていました。

七十歳頃から物忘れが目立ち始め、物を置き忘れて探しまわる行動がありましたが、ご主人は自分にもそのようなことがあるので、あまり気にしてはいませんでした。そのうちに、料理中、お鍋を火にかけたままにして食物をこがしてしまう、昔話をしてそのことを何回も繰り返し、「さっき同じことを聞いたよ」と言っても本人はそのことに気づいていないといった行動が出現し始めました。そのうちに物がなくなるのは、お嫁さんがこっそりと家の中に入りこんで盗んだのではないかと騒ぎ始め、息子夫婦との関係が悪化するようなこともありました。ついに買い物に出たときに迷子となり、家にもどれなくなるという事件がおこり、ご主人ももしかすると「老人ぼけ」ではないかと思うようになりました。

しかし、長年連れ添った奥さんを施設、病院にあずけるのはしのびないという気持ちから、どこにも相談せずにいましたが、そのうち勝手に外出し、迷子になることを繰り返し、そのつど、交番のお巡りさんに頼んで連れ戻してもらうとか、外出しようとするKさんを止めようとするとご主人をなぐりつけるといった行為が出現するようになり、ご主人もついに精神科病院を受診させることに決めました。人をなぐるなど、穏やかだった以前のKさんには考えられないことであり、ご主人にはそのことがとても悲しく思われました。

医者がいろいろなことを質問してみると、今日の日付け、現在の季節や今自分がどこにいるかなどが答えられず、またご主人や息子さんを指差して、「この人は誰か」と尋ねてもあいまいな返事しか得られず、かなり進んだ痴呆ではないかと疑われました。病院のCT検査では大脳の萎縮が進行しており、アルツハイマー型痴呆と診断され、一時入院することになりました。

抗痴呆薬ドネペジルは軽度のアルツハイマー型痴呆が適応であり、Kさんのように進行した痴呆には適応ではないのですが、あえてドネペジルを投与すると、それまで表情に乏しかったKさんにいくらか笑顔がみられるようになり、またご主人や医者に対しても、「どうもお世話になります」などと、これまでになかった反応がみられ、ご主人にはそのことだけでもかなりうれしく感じられました。

医者からは、ドネペジルは痴呆の進行をいくらか遅らせることはできても根本的治療法ではないと言われており、ご主人もそのことは承知しています。今後はさらに進行することが予測される痴呆の介護に備えるため、特別養護老人ホームか老人保健施設への入所をケースワーカーと一緒に考えているところです。

脳血管性痴呆とせん妄の症例

Lさんは若い頃から肥満と高血圧があり、また喫煙の習慣をもっていました。五十代で狭心症に罹患し、それ以後、医者の勧めで喫煙をやめています。しかし、肥満と高血圧はLさんが美食家のためもあって、なかなかコントロールできませんでした。

そのうちに、いくらか手がしびれたり、口がもつれて話しにくくなるなどの症状が出始め、それとともに物忘れが出始めました。物忘れの性質はそれほどひどいものではなく、例えば買い物で計算の間違いはあっても、昔のことはよく覚えているなど、部分的なものでした。あるいは正確な日付けにはあいまいなところがあっても、家族の顔までは忘れません。またご近所の人と会ってもにこやかに挨拶するなど、礼儀正しさも保たれていました。しかし些細なことですぐに泣き出すなど、とても涙もろくなってきました。ここまでは家族も特に困ったというわけでもなく、年齢なので多少のぼけはやむを得ないといった気持ちでした。

しかし、あるとき、夜間に急に飛び起きて「誰かが家の中に入りこんでいる、こわい」と言い出し、大騒ぎをするという事件が起こりました。翌日にはけろっとして、しかも本人は何も覚えていません。当初は寝ぼけかと思っていたのですが、そのような出来事がさらに二、三回起こったため、心臓病でかかりつけの内科の先生に相談したところ、同じ病院内の精神科を一度受診してみることを勧められました。

精神科でCT、MRIなどの脳の検査をした結果、動脈硬化のため、脳にたくさんの小さな梗塞が生じており、また夜間に騒ぐエピソードは動脈硬化に基づく、せん妄という意識のぼんやりした状態であろうと言われました。クエチアピンを睡眠前に処方され服用したところ、以後、夜間せん妄のエピソードは再発しておりません。

12章

アルコール依存症と抗酒薬

1 アルコール依存症とは

アルコール依存症について述べます。

依存を起こす物質には、覚せい剤、モルヒネなどの麻薬、大麻、シンナーなどの有機溶媒、LSDなどの幻覚剤など多くの種類があげられますが、アルコールはその中でも最も一般的なものでしょう。飲酒という習慣が人間社会の中に深く入り込んでいるからです。

適度な飲酒はストレスを緩和し、健康にもよいといわれています。

しかし、アルコールは長期間飲んでいると、精神依存と身体依存の両方を起こすことが多い物質です。アルコールの許容量は一日日本酒二合以内が目安となります。これ以上の量を長いこと飲み続けることにより、アルコール依存症になってしまうのです。

飲酒を中断すると、離脱症状（禁断症状）が起こるようになります。症状としては、手のふるえ、頻脈、発汗、吐き気、嘔吐、不安感や不眠などです。

特に重症な離脱症状に、振戦せん妄と呼ばれる症状があります。アルコール依存者が急に飲酒を中断したときに起こすもので、身体の振戦（ふるえ）とせん妄が突然起こります。

せん妄とは意識のくもりに加えて、いろいろな幻覚や興奮を起こしますが、振戦せん妄では小さな動物が動くのが見えるという幻視が多く起こります。また不眠が強く起こります。このようなせん妄状態は普通、数日間続いておさまりますが、重症ですと死亡することもあるので、きちんとした治療が必要です。振戦せん妄の治療にはベンゾジアゼピン系薬剤を使用するとよいということは前に述べました（155ページ）。

アルコールを飲み続けていると、肝臓病や胃腸疾患を起こしやすくなりますが、そのような内臓の病気のため吐血などを起こして、内科の病院に急きょ入院しなければならないことがあります。入院後は当然酒を飲めなくなるので、その結果、内科病棟で振戦せん妄を起こし、大暴れして内科の医師や看護師を困らせるようなことが起こるのです。

その他、アルコール関連精神障害として、統合失調症によく似た幻聴や被害妄想が出ることもありますし、配偶者が浮気をしているのではないかと疑う嫉妬妄想が出ることもあります。

2 抗酒薬の作用メカニズム

アルコール依存症の患者の断酒のための補助薬として、抗酒薬が使われることがあります（図12-1）。シアナマイドという薬ですが、これはアルデヒド脱水素酵素阻害作用をもっています。アルコール（正式にはエタノール）は体内に入るとアルコール脱水素酵素によってアセトアルデヒドに変わり、そのアセトアルデヒドはさらにアルデヒド脱水素酵素によって分解されます。このアセトアルデヒドは有害な作用を及ぼし、頭痛、顔面の紅潮、吐き気や嘔吐、頻脈などを起こします。したがってアルデヒド脱水素酵素が抗酒薬により阻害されると、体内に有害なアセトアルデヒドが蓄積して不快な症状を起こします。アルコール依存症の患者が抗酒薬を服用しているとアルコールを飲むたびに不愉快な体験をするので、アルコールを飲むのをやめるようになるという治療法です。

もちろんアルコール依存の根本的治療は断酒会に入会して、アルコール摂取を続けると身の破滅になるということを本人が自覚することが最も大切なことです。抗酒薬はそのための補助的な治療法にすぎません。

アセトアルデヒドは熟した柿のような独特な匂いがします。夜遅く電車に乗っているとき、酩酊した乗客が側に来ると、そのような匂いを感じることがあります。あれは酔客の体内に蓄積したア

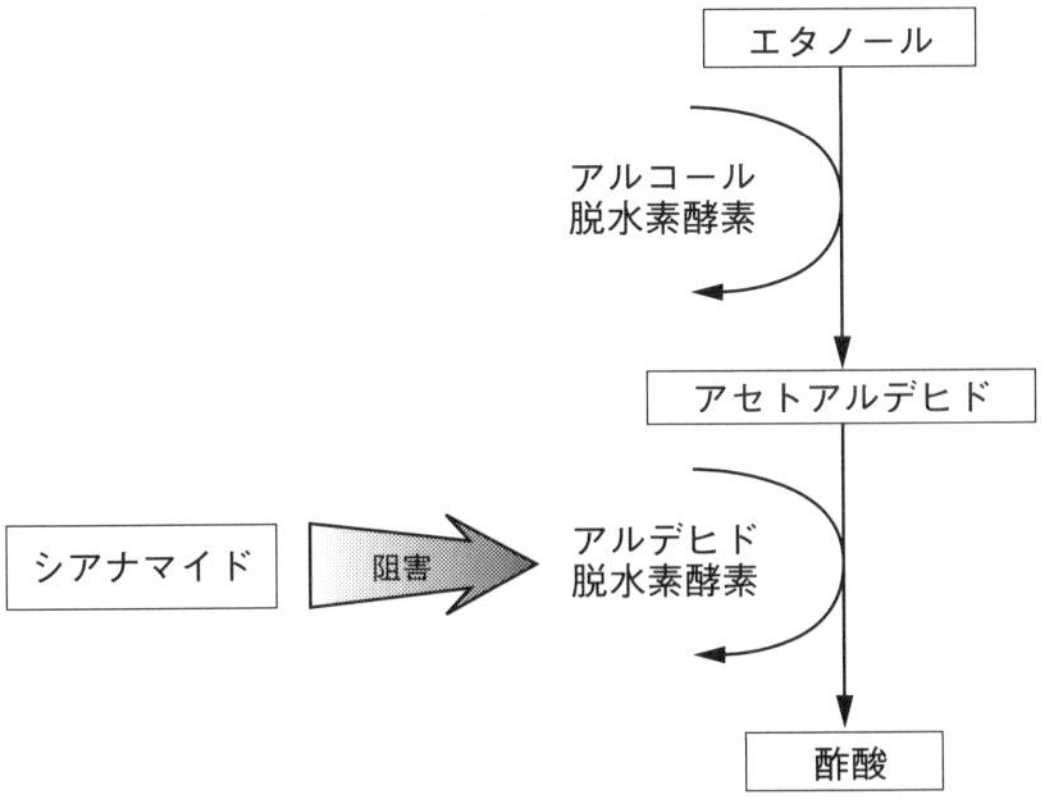

アルコールは、アルコール脱水素酵素によってアセトアルデヒドになり、それがさらにアルデヒド脱水素酵素によって酢酸へと分解される。抗酒薬シアナマイドは、アルデヒド脱水素酵素の働きを妨げ、体内に有害なアセトアルデヒドを蓄積させる。

■図12-1　抗酒薬の作用

セトアルデヒドの匂いなのです。

また日本人などの東洋人は、遺伝的にアルデヒド脱水素酵素活性が低い人が、白人や黒人に比べて多く、そのため飲酒できない人がかなりいます。つまりそのような人はすでに抗酒薬を服用しているのと同じことになるのです。酒の飲めない人にアルコールを強要するようなことは大変な苦痛をしいることになるので、つつしむべきことでしょう。

アルコール依存症の症例

Mさんは農作業のかたわら、建築関係の仕事の手伝いを生業としてきました。若い頃から酒好きで、晩酌を欠かしません。当初は一日日本酒二合程度でしたが、そのうちに酒量が増え始め、一日四合から五合飲む日も珍しくなくなりました。友人と飲みに行くと一升飲むことさえありました。

やがて、そのように大量に飲むと、泥酔して帰宅したあと、どこで飲んで、どのように帰宅したのか全く記憶していないことが起こるようになりました。身体にひどい打撲の跡があるにもかかわらず、どうしてそのような傷を負ったのか覚えていないことさえあったほどです。そのうちに朝から飲み始め、仕事に行かない日も出てくるようになりました。奥さんがそのことをとがめると、怒って暴力をふるうことも目立ってきました。時に手のふるえが起こるなど、身体の不調も目立ってきました。やがて一日中、酒を飲み、その間食事もしないといった日々が続くようになります。時々Mさんも、こんなことでは身の破滅になるのではないかと反省し、お酒をやめようと思うのですが、断酒はどうしても長続きしません。

そのうちに、はじめの頃は何とかMさんの面倒をみていた奥さんもついに愛想をつかして、子どもたちと実家に帰ってしまいました。そんなある日、Mさんは急に吐血しました。長年の飲酒がたたって胃潰瘍が悪化し、そこから出血してしまったのです。幸い、飲み屋街の人通りのあるところで倒れたので、通行人が一一九番に連絡してくれ、救急車で近くの総合病院内科に入院しました。

病院では胃潰瘍からの出血ということで、早速内科的治療が始まりました。ところが入院して二晩ほど経過した夜中に、Mさんの態度がおかしくなりました。それまでは安静にして寝ていたのに急に起きだして、点滴瓶をぶらさげたまま、「変な人間が動きまわっているのがたくさん見える」と言いながら、うろうろと病棟内を徘徊し始めたのです。看護師さんが制止しようとすると、つきとばすなどの暴力をふるい、病棟内は大混乱に陥ってしまいました。

当直の内科の先生が驚いて近くの精神病院に相談したところ、アルコール依存者が急に飲酒を中断したために離脱症状（禁断症状）を起こしたのであろうと言われました。ベンゾジアゼピン系のジアゼパムを注射するように指示を受けて、そのとおり施行すると、Mさんは入眠してどうにか落ち着きました。その後数日間は不眠傾向で、トンチンカンなことを言うなど行動にまとまりがなかったのですが、やがてすっきりと回復しました。

あとで大変な状態であったことを聞かされたMさんは、さすがに今回の事件はこたえたとみえて、内科を退院後は紹介された精神科のアルコール専門外来に通院し、断酒の試みに参加することにしました。断酒会のプログラムに参加して、アルコールの害を学び、断酒を誓うとともに、抗酒薬という薬があることも聞いて、それも服用しています。抗酒薬は断酒を誓うお守りみたいなものであると、Mさんは考えています。

13章

まとめ

1 向精神薬の作用の特徴はどこにあるか

精神科で診療するいろいろな病気（精神障害）の治療が薬物なしでは成り立たないほどであることは、これまで述べてきたことでおわかりいただけたのではないかと思います。

ところで、精神科の病気、特に機能性精神障害は内科の病気などとは異なって、臨床検査による数値で示されるような客観的指標に乏しく、ややもすれば科学性に乏しいと受け取られてきた面があります。また向精神薬の使い方についても、首尾一貫性が認められない、すなわち何となくヤマカンで使っているなどと思われる医療関係者も多いのではないでしょうか。

事実、いろいろな向精神薬は、ある程度、いろいろな精神障害に重複して用いられていることは事実です。つまり向精神薬は、熱が出たら解熱剤で抑えるといった類いの単なる対症療法にすぎないのではないかとの考えもあるくらいです。

もちろん向精神薬は、抗生物質が原因細菌を死滅させて細菌性感染症に効果を発揮するといったような意味で、原因に直接作用して精神障害を治癒に導くものではありません。しかし、筆者自身は単なる解熱剤的な対症療法であるともいいきれないと考えています。例えば、神経内科の病気であるパーキンソン病はその根本的な原因はまだよくわかっていませんが、脳の中のドーパミンという神経伝達物質を使っている神経細胞が変性して、ドーパミンが減少することが運動障害を起こしています。そのドーパミンを賦活する薬を使用することで、パーキンソン病の進行を遅らせ、患者の生活の質を上げることに役立っています。向精神薬がさまざまな精神障害に有効性を発揮しているようすは、パーキンソン病のドーパミン賦活療法と同程度に、その病気のかなり特徴的なところに作用している感じがあります。

今まで臨床家が経験的に（カンに頼って）使用してきた向精神薬の使用方法も、最近は実証的証拠に基づいた医療（evidence-based medicine）という考えのもとに、統一された治療手順（「アルゴリズム」といっています）の作成の試みがなされるようになりました。もちろんこれは正しい方向であり、精神科医療をより科学的に実践していく試みは、今後も努力していかなければなりません。

しかし、経験豊富な臨床家の優れたカンは、統一された治療手順を超えて有効な場合もありうるのです。生物、特に脳の機能やこころの働きには、まだあまりにも未知の部分が多く、科学によっては説明しきれない膨大な部分が残されており、そこに優れた臨床家の経験に頼る余地も多く残されているわけです。

2 向精神薬の将来への期待

向精神薬の最初の発見以来ほぼ半世紀が経過し、いよいよ二十一世紀が到来しました。二十世紀の向精神薬の進歩は、多くの精神障害の患者さんの治療や福祉に大きな役割を演じてきたものの、まだ不十分な面が多すぎることも事実です。例えば、患者を不快にさせる副作用の問題があり、またいまだに十分な治療効果が得られない治療抵抗性、難治性の患者の存在があります。これらの問題を解決するための二十一世紀の向精神薬の進歩は、これまでの常識的概念を打ち破るところから生じてくるのでしょう。

二十世紀は諸科学がめざましい発展をとげた世紀でした。特に近年の神経科学の進歩には目をみはるものがあります。その神経科学隆盛のきっかけの一つが、精神障害の治療薬、すなわち向精神薬の発見であったわけです。向精神薬の歴史のところで記したように、向精神薬は臨床医が偶然にその治療効果を発見した場合が多く、過去の臨床医の観察眼の鋭さに驚かされます。そして臨床医が見出した精神障害が薬物によって有効に治療されるという事実が多くの基礎科学者の興味を引き、薬物の作用メカニズムの探究を行わせ、神経諸科学の発展へと導く端緒となったのです。

筆者自身もかつて、抗精神病薬とドーパミン受容体との関連について、カナダのシーマン教授のもとで研究にうちこんだ時期もあり、今この本を書きながら、そのことを懐かしく思い出していま す。

しかし、そのような諸科学の成果は、精神障害の理解のためにいまだ十分に還元されているとはいえないようです。二十一世紀において、今後の基礎および臨床の精神薬理という学問が精神障害という困難な病に苦しむ患者さんたちの幸福に少しでも役立てるような成果を生んでほしいと心から願いつつ、稿を終えたいと思います。

最後に、薬物療法とともに、精神療法やリハビリテーションなどの心理社会的治療法も、精神障害の患者さんの治療に必要不可欠であることを強調しておきます。

また、この本に記載した症例は、これまで筆者が診療してきた多くの患者さんたちがモデルになっていますが、プライバシー保護のため、実際の病状や経過を適宜変更してあることをお断りしておきます。

参考文献

1 Bloom, F.E., Nelson, C.A. and Lazerson, A.: Brain, Mind, and Behavior (3rd ed.). Worth Publishers, New York and Basingstoke, 2001.（中村克樹、久保田競監訳『新・脳の探検 上』講談社、東京、二〇〇四）

2 Carlsson, A. and Carlsson, L.（楢林博太郎、飯塚禮二訳）『脳のメッセンジャー』医学書院、東京、一九九三

3 越前宏俊『図解・薬理学』医学書院、東京、二〇〇一

4 Hagino, Y. and Watanabe, M.: Effects of clozapine on the efflux of serotonin and dopamine in the rat brain: the role of 5-HT1A receptors. Can. J. Physiol. Pharmacol., 80; 1158-1166, 2002.

5 樋口輝彦、小山司、神庭重信編『臨床精神薬理ハンドブック』医学書院、東京、二〇〇三

6 岩田誠『図解雑学 脳のしくみ』ナツメ社、東京、一九九八

7 柿本泰男、佐野輝『脳とくすり—心の病の病因に迫る』共立出版、東京、一九九四

8 上島国利編『オランザピン一〇〇の報告』星和書店、東京、二〇〇三

9 Snyder, S.H.: Drugs and the Brain. W.H. Freeman and Company, New York, 1986.（佐久間昭訳『脳と薬物』東京化学同人、東京、一九九〇）

10 Stahl, S.M.: Essential Psychopharmacology; Neuroscientific Basis and Practical Applications (2nd ed.). Cambridge University Press, Cambridge, 2000.（仙波純一訳『精神薬理学エセンシャルズ—神経科学的基礎と応用 第2版』メディカル・サイエンス・インターナショナル、東京、二〇〇二）

11 融道男『向精神薬マニュアル』医学書院、東京、一九九八
12 渡辺雅幸、児玉芳夫「合理的な治療を行うために必要な検査、抗精神病薬療法」松下正明総編集、小椋力・田辺敬貴責任編集『臨床精神医学講座16、精神医学的診断法と検査法』三四三—三五一、中山書店、東京、一九九九
13 渡辺雅幸「向精神薬の薬理・生化学的特徴と作用機序、抗精神病薬」三浦貞則監修、上島国利・村崎光邦・八木剛平編『精神治療薬体系・上(改訂新版二〇〇一)』四二—一〇二、星和書店、東京、二〇〇一
14 渡辺雅幸「SNRIの抗うつ作用発現メカニズム」上島国利・小山司・樋口輝彦編『SNRIのすべて』三二—四七、先端医学社、東京、二〇〇二
15 渡辺雅幸「抗精神病薬の選び方と使い方」上島国利編『二〇〇四—〇五 メンタルケア ドラッグ&治療ガイド—病態、症状、行動からみた処方ガイド』一七—二八、メディカルドゥ、大阪、二〇〇三

索引

さ

た

な

◆著者略歴

渡辺　雅幸（わたなべ　まさゆき）

1948年生まれ。

1972年慶応義塾大学医学部卒業。医学博士。

カナダ・トロント大学医学部薬理学教室に留学。東京都精神医学総合研究所精神薬理研究部門室長、昭和大学附属烏山病院副院長・精神科助教授などを経て、2002年より、昭和大学保健医療学部精神医学教授。

こころの病に効く薬

2004年12月７日　初版第１刷発行

著　者　渡　辺　雅　幸
発行者　石　澤　雄　司
発行所　株式会社　星　和　書　店

東京都杉並区上高井戸1-2-5　〒168-0074
電話　03（3329）0031（営業）／03（3329）0033（編集）
FAX　03（5374）7186

　Printed in Japan　ISBN4-7911-0562-1